Marelys Medina Barroso

Examen físico al paciente por el profesional de enfermería

Marelys Medina Barroso

Examen físico al paciente por el profesional de enfermería

EXAMEN FÍSICO AL PACIENTE POR EL PROFESIONAL DE ENFERMERÍA

Editorial Académica Española

Imprint
Any brand names and product names mentioned in this book are subject to trademark, brand or patent protection and are trademarks or registered trademarks of their respective holders. The use of brand names, product names, common names, trade names, product descriptions etc. even without a particular marking in this work is in no way to be construed to mean that such names may be regarded as unrestricted in respect of trademark and brand protection legislation and could thus be used by anyone.

Cover image: www.ingimage.com

Publisher:
Editorial Académica Española
is a trademark of
Dodo Books Indian Ocean Ltd., member of the OmniScriptum S.R.L Publishing group
str. A.Russo 15, of. 61, Chisinau-2068, Republic of Moldova Europe
Printed at: see last page
ISBN: 978-620-3-58743-2

EXAMEN FÍSICO AL PACIENTE POR EL PROFESIONAL DE ENFERMERÍA

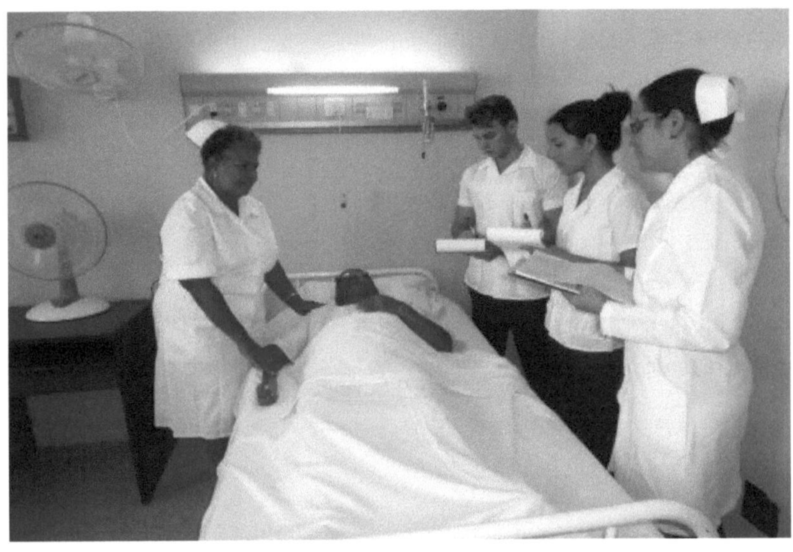

Autora Lic. Marelys Medina Barroso

Datos de los autores

Lic. Marelys Medina Barroso

Est. Rosmary Anaily Salabarría Medina

Lic. Martha Elisa Reyes Companioni

Lic. Oneida María Rodríguez Jaime

Lic. Clara Elena Mendoza Medina

* Profesora Asistente. Profesor de Fundamentos de Enfermería. Carrera: TSCC en Enfermería. Metodóloga Integral. Titular de la SOCUENF. Correo electrónico: maremedina@infomed.sld.cu. OCID: 0000-0001-9124-4526

** Estudiante de 6to año de medicina. Alumna ayudante de Cirugía General. Correo electrónico: salabarriamedinarosmary@gmail.com

*** Profesora Auxiliar. Profesora consultante. Departamento de Enfermería UCM Sancti Spiritus. Correo electrónico: mcompanioni.ssp@infomed.sld.cu o marthaereyes1955@gmail.com

**** MSc. En Educación Medica Profesor Auxiliar. Profesor Gestión de los servicios de Enfermería. Carrera TSCC en Enfermería

***** MSc. en Atención Integral a la mujer. Profesor Asistente. Profesor Enfermería Salubrista. Carrera TSCC en Enfermería

2021

... "Si vamos a ser una potencia médica, necesitamos ser una potencia

en Enfermería, y no debemos descansar hasta no lograr esos

objetivos"...

Castro Ruz, Fidel, 1984

Índice

INTRODUCCIÓN

En la actualidad un mayor número de enfermeros está adquiriendo las habilidades para el examen físico, no solo en aquellas que se están preparando para asumir el papel de enfermeros sino también los estudiantes que cursan estudios básicos de enfermería, estudios de post grado, especialidades y docentes con dichos programas.

El enfermero desempeña una función muy importante en el descubrimiento de los problemas de salud del individuo, mediante la participación activa dentro del equipo de salud, en la realización del examen físico, el cual puede efectuarse en las vistas domiciliarias, Consultorios del Médico y Enfermera de la Familia y en pacientes hospitalizados.

La evaluación que se realiza durante el examen físico:

- ❖ Proporciona una guía que asegure la consistencia en la recopilación de datos.
- ❖ Individualiza el cuidado de enfermería.
- ❖ Aumenta la calidad y cantidad de información que se puede obtener del paciente en un período corto.
- ❖ Proporciona la información básica sobre las capacidades funcionales del paciente, la cual se puede utilizar más tarde para identificar cambios en su estado actual.
- ❖ Establece, desde el principio, una relación interpersonal con el paciente.
- ❖ suministra la base para la toma de decisiones con respecto a la orientación del cuidado de enfermería.
- ❖ Permite valorar la efectividad del tratamiento.[1]

Debido a la trascendental importancia de la recopilación de datos obtenidos al realizar el examen físico a los pacientes, y teniendo en cuenta las dificultades detectadas durante su ejecución y la carencia de estos en las observaciones de Enfermería, se decidió confeccionar un libro como material didáctico que sirva de guía al realizar el examen físico del paciente para estudiantes y profesionales de enfermería, con vista a facilitar el acceso a dicho contenido y a elevar su competencia durante la ejecución. Además, mediante este material didáctico, los profesores, estudiantes y profesionales de Enfermería cuentan con un instrumento accesible, oportuno, pertinente y valioso para el desarrollo del examen físico, que facilita su preparación y con ello elevar la calidad en su modo de actuación

CAPITULO I GENERALIDADES DEL **EXAMEN FÍSICO.**

La **exploración física** o **examen clínico** es el conjunto de maniobras que realiza un médico y/o enfermero para obtener información sobre el estado de salud de una persona. La ciencia encargada de su estudio se denomina Semiología clínica. La exploración clínica la realiza el enfermero al paciente, después de una correcta anamnesis en la entrevista clínica, para obtener una serie de datos objetivos o signos clínicos que estén relacionados con los síntomas que refiere el paciente. La información conseguida mediante la anamnesis y la exploración física se registra en la historia clínica, que confirmen el diagnóstico de enfermería de un síndrome o enfermedad. Siendo la base de un juicio para la planeación del proceso de enfermería.

Identificación del paciente

Es necesario identificar correctamente al paciente para evitar errores a la hora de asignar datos, pedir pruebas o indicar planes terapéuticos. Incluye los siguientes datos de filiación:

- Nombre y apellidos
- Sexo
- Fecha de nacimiento o edad
- Número de documento de identidad

Según requerimientos particulares o institucionales puede incluir información adicional como domicilio, teléfono, número de historia clínica, nombre de su sistema de cobertura médica y su número de identificación en la misma, etc.

EXAMEN CEFALO – CAUDAL

El examen físico deberá efectuarse en dirección céfalo-caudal, considerando las diferentes regiones; utilizando los cuatro principales **métodos de exploración**;

que son, inspección, palpación, percusión y auscultación. Es importante conocer la anatomía del cuerpo humano para una adecuada **exploración física**.

La **Somatometría** es el conjunto de técnicas para obtener medidas precisas de las dimensiones corporales de una persona. Estas mediciones se refieren al índice de masa corporal (IMC), a la estatura o talla y al peso, a los registros de signos vitales (pulso, presión arterial y temperatura).

OBJETIVO DEL EXAMEN CEFALO CAUDAL

* Reunir datos basales sobre la salud del cliente

* Complementar, confirmar o refutar datos obtenidos en la historia de enfermería

* Confirmar e identificar diagnósticos de enfermería

* Realizar diagnósticos de enfermería sobre la evolución

* Evaluar los resultados

CAPITULO 2 EL EXAMEN FISICO DE ENFERMERIA

El examen físico: Es la exploración que práctica el médico o profesional de enfermería a toda persona sana o enferma, a fin de reconocer su estado físico o los signos producidos en caso de enfermedades; este examen se realiza a través de los sentidos e instrumentos, como el termómetro clínico, el estetoscopio, el esfigmomanómetro para mencionar los más usuales.

La exploración del profesional de enfermería se concentra en:

1. Mayor definición de la respuesta del paciente al proceso de la enfermedad, especialmente de aquellas respuestas susceptibles a las intervenciones de enfermería.

2. Establecimiento de los datos básicos para la evaluación de la eficacia de las intervenciones de enfermería

3. Comprobación de los datos subjetivo obtenidos durante la entrevista o cualquier otra interacción entre el personal de enfermería y el paciente.

Las cuatro técnicas básicas de la exploración clínica son: la inspección, la palpación, la percusión y la auscultación.

Inspección: Se refiere a la exploración visual del paciente para determinar datos o respuestas normales, no habituales o anormales. Se definen características como tamaño, forma, posición, localización anatómica, color, textura, aspecto, movimiento y simetría.

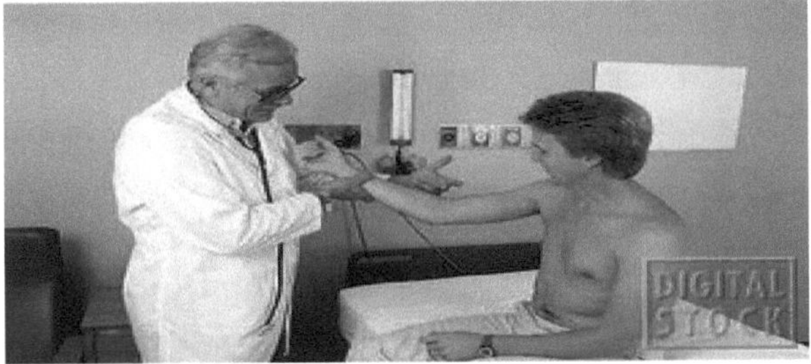

Fig. 2. Inspecci—n

❖ Esta parte del examen físico comienza desde el momento que vemos al paciente por primera vez. Al principio la atención se centra en el aspecto general de la persona, su actitud, cómo se desenvuelve, cómo se comunica. Todo esto ocurre mientras se entabla el primer contacto y luego mientras transcurre la conversación. Posteriormente, cuando se efectúa el examen físico, la observación se dirigirá a aspectos más específicos.

Palpación: Es el uso del tacto para determinar las características de las estructuras corporales por debajo de la piel. Esta técnica permite evaluar tamaño, forma, textura, temperatura, humedad, pulsación, vibración, consistencia y movilidad. Las manos son los instrumentos de la palpación.

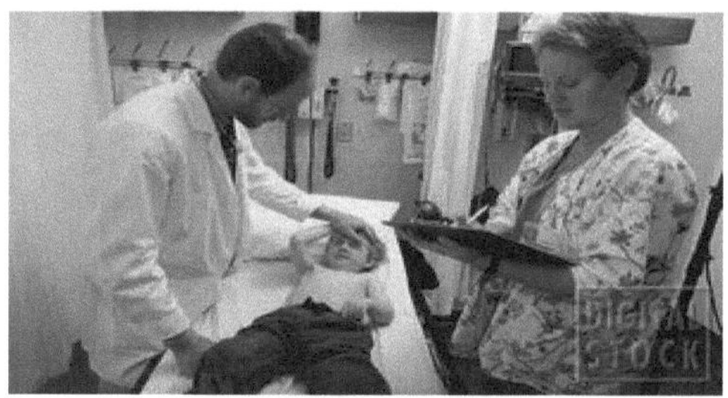

Fig. 2.1 PALPACIÓN

❖ Usando nuestras manos, haciendo con nuestros dedos, palpando con delicadeza, tenemos la posibilidad de captar una gran cantidad de información: la suavidad de la piel, su humedad y untuosidad, la temperatura, lo blanda o dura que pueda ser una superficie, si se desencadena dolor con la presión que ejercen nuestros dedos, si se palpa algo que se puede delimitar.

Percusión: Consiste en golpear la superficie del cuerpo con el dedo o los dedos, para provocar sonidos, este permite determinar el tamaño, densidad, límites de un órgano y localización.

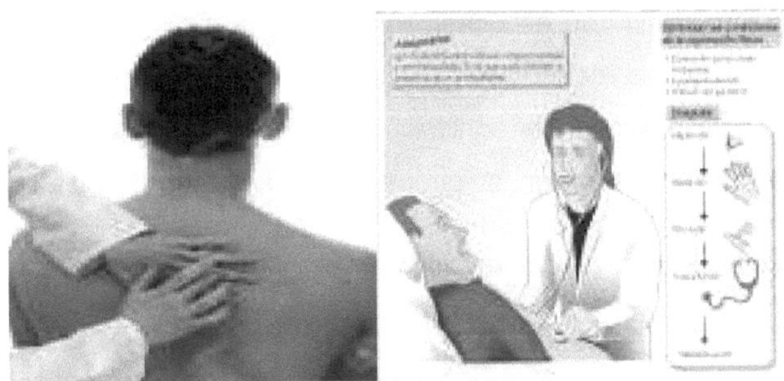

Fig. 2.2 PERCUSIÓN

* ❖ Percutir es dar golpes. Estos a su vez producen sonidos que son audibles y vibraciones que son palpables. Los sonidos pueden ser de distinta intensidad, frecuencia, duración y timbre. La frecuencia o *tono*) se refiere al número de vibraciones por segundo y determina si un sonido es más agudo o es más grave.

Auscultación: Consiste en escuchar los sonidos producidos por los órganos del cuerpo. Se puede utilizar la auscultación directa (con el oído sin ayuda) para detectar sonidos como el jadeo, y de forma indirecta mediante el estetoscopio. Esta técnica se emplea con frecuencia para determinar las características de los ruidos pulmonares. Cardíacos e intestinales; permite identificar la frecuencia, intensidad, calidad y duración de los sonidos auscultados.[2]

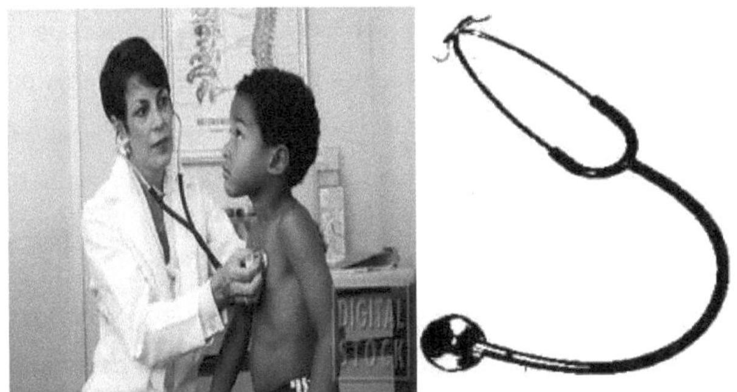

Fig. 2.3 **AUSCULTACION**

Mediante la auscultación se escuchan ruidos que se generan en el organismo. Estos pueden ser soplos del corazón o de diversas arterias, ruidos que provienen del intestino, y una gama de sonidos que se identifican en la auscultación pulmonar. Tal como la percusión, se puede efectuar en forma directa o indirecta.

Precauciones Universales para prevenir infecciones.

- **Lavarse bien las manos**. Se debe efectuar después de examinar a cada enfermo, y por lo tanto, siempre antes de examinar al paciente que sigue. Se usa agua y jabón o una solución desinfectante. También puede ser un gel de alcohol diseñado para este fin. Si el examinador no se lava las manos después de examinar, puede ocurrir que él mismo se contagie (por ejemplo, al haber examinado un enfermo con influenza) o que transmita infecciones a otros enfermos (por ejemplo, traspasando un estafilococo aureus de un enfermo a otro).
- **Respetar medidas de aislamiento**. Se debe usar guantes, delantal, o mascarilla, según esté indicado.
- **Precaución para no contaminarse con sangre o secreciones**. Es necesario evitar pincharse con agujas que ya han sido usadas; no exponer la piel con heridas a secreciones de los enfermos; evitar salpicaduras a los ojos o mucosas, etc.
- Estas precauciones no deben significar exagerar a tal punto que resulta incómodo para el paciente. Por ejemplo, el examen físico de una persona que tiene SIDA se hace en las mismas condiciones que otros pacientes, sin necesidad de ponerse guantes, en la medida que no se tenga heridas en las manos. Al terminar, y como con todas las personas, se deben lavar las manos

El examen físico se realiza en forma general, regional y por aparatos o sistemas. La exploración se hace desde la cabeza hasta los pies, con detalles e insistencia en las particularidades que se descubran, el mismo incluye la medición de peso, talla, signos vitales, la observación del estado físico general, la conducta emotiva e inspección general.[7]

VALORACIÓN FÍSICA DE ENFERMERÍA

Es un proceso planificado, sistemático, continuo y deliberado de recogida e interpretación de datos sobre el estado de salud del paciente, a través de diversas fuentes. Esto quiere decir que la **valoración** enfermera es: Un "proceso". Constituye la primera fase del proceso **enfermero.**

CAPÍTULO 3 EXAMEN FÍSICO GENERAL

1. **<u>Biotipo</u>**:

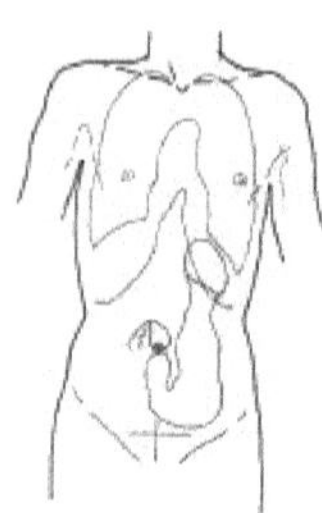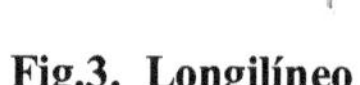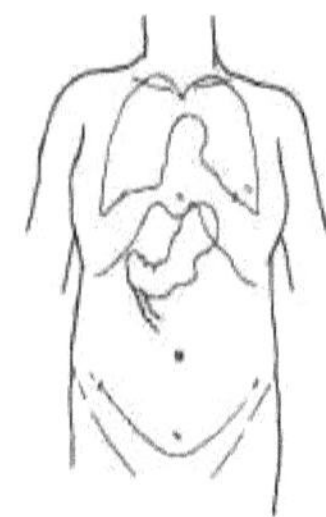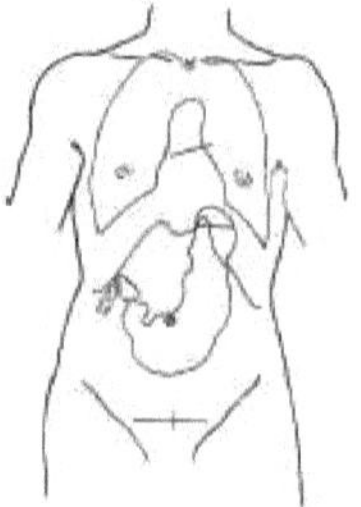

Fig.3. Longilíneo   **Fig3.1 Brevilíneo**   **Fig.3.2 Normolíneo o mesolíneo**

2. **<u>Deambulación</u>**: deambula, no deambula, deambula con dificultad.

3. **<u>Decúbito</u>**: pasivo, activo (<u>indiferente</u>, <u>forzado u obligado</u> como la posición de ortopnea, el signo del almohadón, plegaria mahometana, decúbito lateral forzado, decúbito dorsal, decúbito prono así como actitudes especiales como opistótonos, emprostótonos, pleurotótonos).

4. **<u>Marcha</u>**: No característica de proceso patológico.

    Característica de proceso patológico (atáxica o taloneante, en tijera, hemipléjica, estepaje, parkisoniana, insegura del cerebeloso, titubeante, espástica, pendular fláccida, polineurítica, guadañante).

5. **<u>Facies</u>**: No características de proceso patológico.

    Características de proceso patológico (adenoidea, neumónica, hepática, renal (edematosa), peritoneal, ansiosa, hipertiroidea, aórtica, acromegálica, cretinoidea, mixedematosa, de parálisis facial, parkisoniana, dolorosa, febril, mediastinal, tetánica, estuporosa).

6. **<u>Piel</u>**: Coloración (normal, melanodérmica, manchas hiperhémicas).

    Humedad: Sí/ No.

7. **Faneras**: Pelo: (color, implantación, distribución de acuerdo a edad,
   Sexo, raza).

   Uñas: Características (normales, lunares, estrías).

8. **Mucosas**: Húmedas, secas, normo o hipercoloreadas.

9. **TCS**: Infiltrado (edemas) describir características. No infiltrado.

10. **SOMA**: Sin alteraciones aparentes. Con alteraciones (lesiones en los
   miembros,   amputaciones, deformidades).

Sujeto normal.

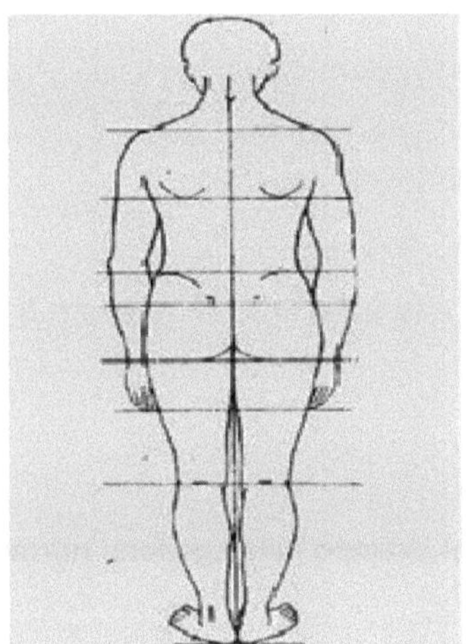

Fig.3.3 SOMA

10. **Panículo adiposo**: Normal (conservado), aumentado, disminuido.

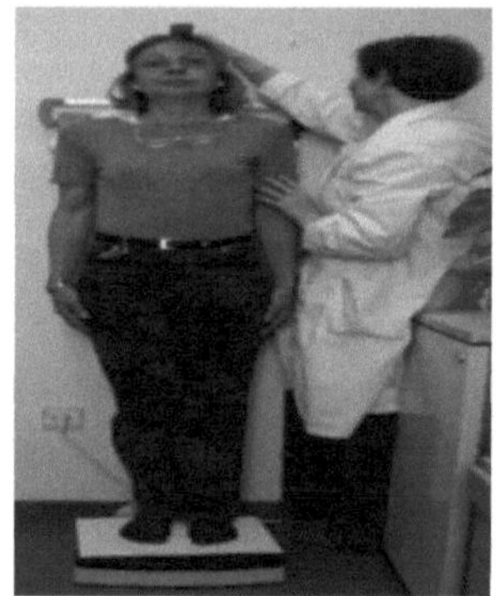

Fig. 3.4 Peso y talla

11. **Se tiene en cuenta _Peso_**: actual y habitual; **Talla**: cm de altura; **IMC**: Kg/m^2

12. **Temperatura**.

Para convertir grados Fahrenheit (°F) a Celsio o centígrados (°C) resolvemos:

$$\text{Temperatura en } °F - 32 \cdot \frac{5}{9}$$

Y para convertir grados centígrados (°C) a Fahrenheit (°F):

$$\frac{T\,(°C) \cdot 9}{5} + 32|$$

3. 1. La transcripción del examen físico general normal en la historia clínica será:

Paciente normolíneo (brevilíneo o longilíneo) que deambula sin dificultad, que guarda decúbito activo indiferente, de marcha y facies no características de proceso patológico.

Piel y mucosas: Normocoloreadas y húmedas.

Pelos y Uñas: Propios de su edad, sexo y raza.

Panículo adiposo conservado.

Tejido celular subcutáneo: No infiltrado.   Talla: _____ m Peso: _______ Kg IMC: _____ Kg/m^2

CAPÍTULO 4 EXAMEN FÍSICO REGIONAL

El examen físico regional debe realizarse después del examen físico general, y comprende los segmentos o regiones del cuerpo. En este sólo se señalan los elementos más importantes que deben explorarse; utilizando siempre los cuatro métodos clásicos del examen físico: Inspección, palpación, percusión y auscultación.

Para realizar este examen físico, debemos dividir el cuerpo en las siguientes regiones:

- ❖ Cabeza
- ❖ Cuello
- ❖ Tórax
- ❖ Abdomen
- ❖ Columna Vertebral
- ❖ Extremidades

Estos dos últimos se exploran como Sistema Osteomioarticular (SOMA).

❖ CABEZA:

La forma y proporciones de la cabeza varían según el tipo constitucional, la raza, la edad y el sexo.

Según constitución:

- Brevilíneo: generalmente son braquicefálico porque predominan el diámetro cefálico transversal.
- Longilíneo: generalmente son dolicocéfalo porque es mayor el diámetro sagital.

La altura de la cabeza desde el vértice hasta el mentón, es aproximadamente el 13% de la longitud del cuerpo. Proporcionalmente es mayor:

Según sexo: En las mujeres

Según edad: En los recién nacidos

Según color de la piel: En blancos y negros

La cabeza comprende el cráneo y la cara. Los elementos más importantes a tener en cuenta son:

- ❖ Cráneo:
- ✓ Posición y movimientos de la cabeza.
- ✓ Tipo de cráneo y de cabellos, así como la implantación de éstos en la frente, en la cual debemos tener en cuenta la forma, los surcos y el trofismo.
  - ▪ Cara :
- ✓ Frente, mejillas y mentón: tener en cuenta forma, surcos y trofismo
- ✓ Ojos (color, pupila, iris, conjuntiva, córnea). Además, características de las cejas y pestañas.
- ✓ Nariz: Aspecto, forma y tamaño.
- ✓ Orejas: Pabellón auricular y conducto auditivo externo.

4.1 La transcripción a la historia clínica será: Cabeza, Cráneo y cara sin alteraciones.

CUELLO:

En el cuello debemos explorar su volumen, forma, posición, movilidad, latidos y tumoraciones. Además, deben explorarse las regiones parotídeas, submaxilares y sublinguales, así como la región supraclavicular y la nuca. En laringe y la tráquea, explorar posición y movimientos (resalto laríngeo).

Examen del Tiroides: Forma, tamaño, situación y movimiento.

La inspección debe hacerse de frente y de perfil. Normalmente sólo puede verse el istmo glandular, sobre todo al tragar, en mujeres jóvenes.

La palpación es mejor hacerla situándose por detrás del paciente y luego por delante, y por los lados; mediante las siguientes maniobras:

* Maniobra de Quervain.

* Maniobra de Crile.

* Maniobra de Lahey.

También se exploran los ganglios: preauriculares, retroauriculares, occipitales, submentonianos, submaxilares, carotideos (cadena yugular interna), cadena del nervio espinal y supraclaviculares.

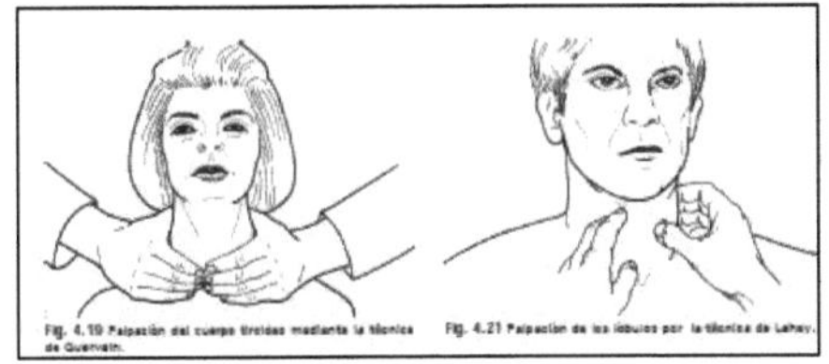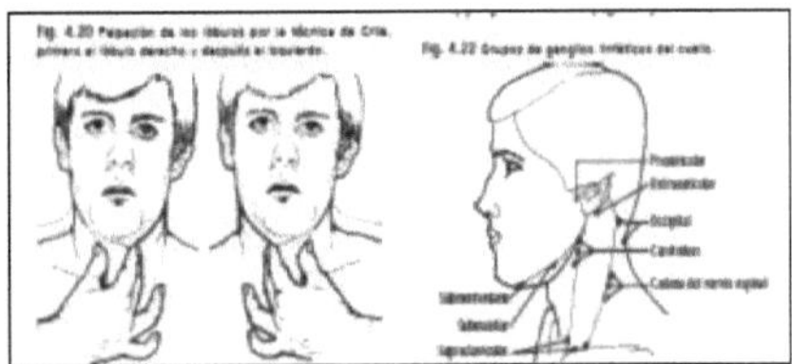

Fig. 4.1 PALPACION DEL CUELLO

4.2 Transcripción a la historia clínica

Cuello: De forma, tamaño y movilidad normales.

No tumoraciones visibles ni palpables.

Latidos presentes y sincrónicos. No ingurgitación yugular.

Laringe y tráquea: Normal, sin alteraciones o nada a señalar (n/s).

Tiroides no visible ni palpable.

TORAX

El examen físico regional del tórax comprende:

1. Estado de la piel: Color, cicatrices, trayectos fistulosos, erupciones cutáneas.
2. Estado de las partes blandas: Adelgazamiento, obesidad, circulación colateral, edema, tumoraciones, empiema pulsátil, atrofia de los músculos.
3. Configuración: Constituye lo más importante y se clasifica en:
   - ✓ Tipo de tórax normal
   - ✓ Tipo de tórax patológico
   - ✓ Deformidades unilaterales
   - ✓ Deformidades torácicas localizadas o circunscritas

Se tienen en cuenta tres partes en el examen del tórax:

A) Anterior

B) Posterior

C) Lateral

Los elementos que se consideran en cada parte son:

A) Parte anterior: Fosa supraclavicular

Fosa infra clavicular

Región intercostal

Región mamelonar

B) Parte posterior: Zona superior o supra espinosa

Zona escapular externa

Zona inferior

C) Parte lateral: Zona superior o hueco axilar

Zona inferior o subaxilar.

<u>Examen de las Mamas:</u>

Inspección: Con los brazos a ambos lados del cuerpo precisar: Simetría, superficie de la piel y estado de la areola y pezón.

Palpación: Con la yema de los dedos o la palma de la mano, primero sentada y después acostada, dividir imaginariamente la mama en cuatro cuadrantes (superiores e inferiores).

Al examinar los cuadrantes internos colocar los brazos de la mujer sobre la nuca y para los externos, los brazos a los lados del cuerpo.

Palpar la región retroaleolar, expresión del pezón y exploración de la axila.

4.3 Transcripción a la Historia Clínica:

Tórax: Normoconfigurado. Piel y partes blandas normales.

No abombamientos ni depresiones.

Mamas normales. No tumoraciones.

Pezones y areolas normales, sin alteraciones o n/s.

CAPÍTULO 5 EXAMEN FÍSICO POR APARATOS Y SISTEMAS

5.1 Sistema digestivo

El abdomen contiene en su interior la mayoría de los órganos del Sistema Digestivo y además, órganos que pertenecen a otros Sistemas.

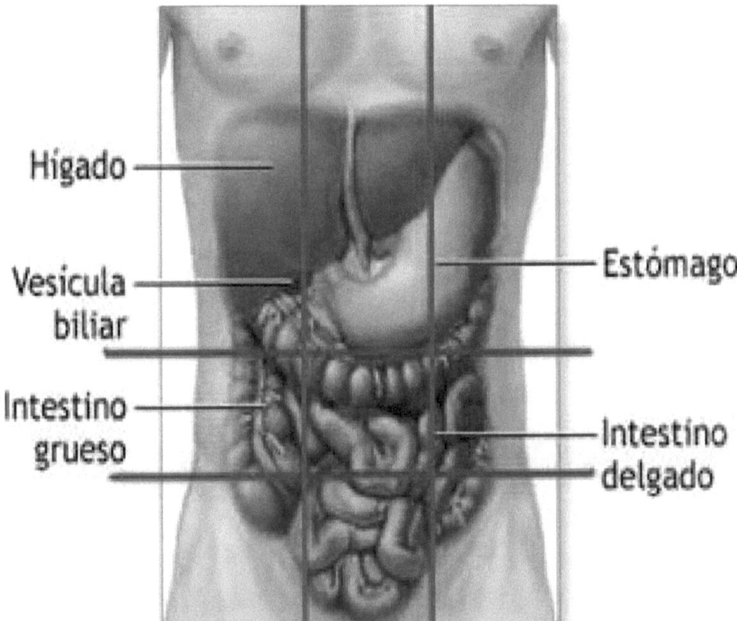

Fig. 5.1. ÓRGANOS SISTEMA   DIGESTIVO

Con el fin de realizar la proyección exterior de las vísceras abdominales y sus zonas, la Escuela Francesa ha ideado la división de la pared exterior del vientre en nueve zonas.

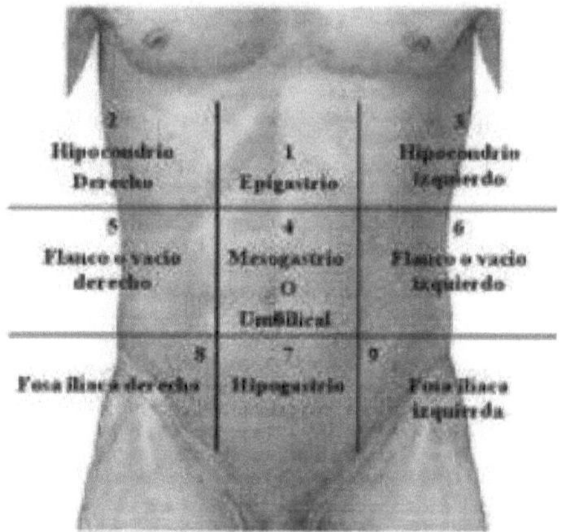

Fig. 5.2 ZONAS DEL ABDOMEN

Proyección visceral por zonas de la pared anterior según la Escuela Francesa.

> Epigastrio

• Hígado: Lóbulo izquierdo.

• Estómago: Una porción de la cara anterior y parte del cuerpo, antro y píloro.

• Duodeno: Segunda y tercera porciones.

Páncreas, Epiplón gastrohepático con la arteria hepática, vena porta y los conductos cístico y colédoco; Hiatus de Winslow, arteria mesentérica superior, plexo solar y columna vertebral con aorta, cava y conducto torácico.

> Hipocondrio Derecho:

• Hígado: Lóbulo derecho

• Vesícula biliar: El fondo

• Colon: Parte del transverso y ángulo hepático

• Riñón: Derecho y cápsula suprarrenal

➢ Hipocondrio Izquierdo:

• Hígado: Pequeña porción del lóbulo izquierdo

• Estómago: Tuberosidad mayor y cardias

• Páncreas: Cola

• Bazo: Completo

• Colon: Pequeña porción del descendente y ángulo esplénico

• Intestino: Asas del yeyuno

• Riñón: Izquierdo y cápsula suprarrenal

➢ Mesogastrio:

• Estómago: Porción baja

• Intestino Grueso ; Colon transverso

        Delgado; Asas

• Epiplón mayor, mesenterio, cava y aorta.

➢ Flanco izquierdo:

• Parte del intestino delgado, colon izquierdo y riñón izquierdo.

➢ Flanco derecho:

• Parte del intestino delgado, colon derecho y riñón derecho.

➢ Hipogastrio:

• Epiplón mayor, parte del intestino delgado, vejiga, uréter y útero en la mujer.

➢ Fosa ilíaca izquierda:

• Sigmoides, porción baja del colon descendente, asas delgadas, genitales en la mujer, vasos ilíacos y psoas.

➢ Fosa ilíaca derecha:

• Ciego y apéndice, asas delgadas, psoas, genitales en la mujer, uréter, vasos ilíacos.

La Escuela Anglosajona utiliza sólo 4 grandes zonas formadas por verdaderos cuadrantes, a expensas del trazado de 2 líneas convencionales: una vertical media y otra horizontal que se cruzan exactamente en el ombligo; denominándose las zonas cuadrantes superior derecho e izquierdo y cuadrantes inferior derecho e izquierdo.

Para el examen físico del abdomen debe tenerse presente el cuidado de la ética y el pudor, así como la posición del explorador (a la derecha) y del explorado (decúbito supino, con el vientre desnudo).

o   Inspección:

Comprende:

• Configuración: Plano, globuloso, excavado (localizado o generalizado).

• Presencia de: Vergetures, Venas superficiales, Cicatrices.

• Otros Aspectos: Estado del ombligo, Movilidad Abdominal, Protrusiones del abdomen con la respiración y la tos provocada.

o   Auscultación:

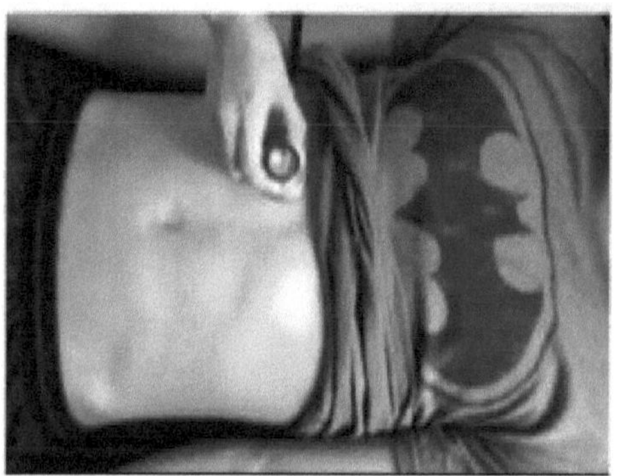

FIG. 5.3 AUSCULTACIÓN DEL ABDOMEN

La auscultación del abdomen debe realizarse antes de la palpación y de la percusión para no estimular la motilidad intestinal con estas maniobras y no alterar los ruidos hidroaéreos auscultables en el examen físico regional del abdomen.

El foco de auscultación del abdomen, se señala a 1 ó 2 cms por debajo y a la derecha del ombligo, donde los ruidos son casi siempre bien percibidos. Ocurren a cortos intervalos y son audibles por sólo 2 ó 3 segundos, no debiendo darse por ausentes hasta después de 5 minutos de auscultación por lo menos, en dos áreas del abdomen.

Su frecuencia normal es de 6 a 12 por minuto.

o **Palpación**

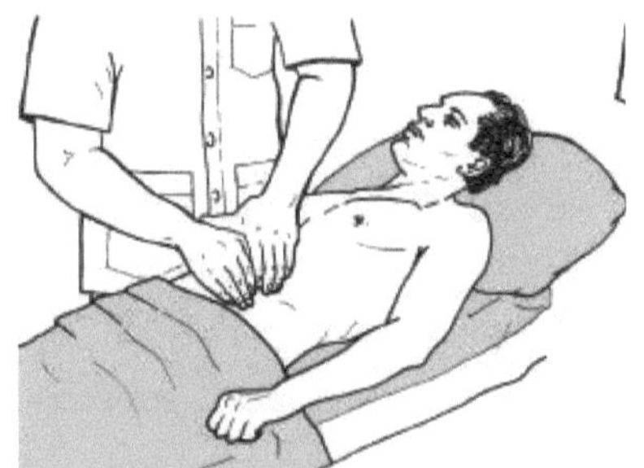

FIG.5.4 PALPACIÓN

En el abdomen, la palpación es de suma importancia, pues son muchos y muy útiles los síntomas objetivos que se pueden recoger.

o **Percusión**

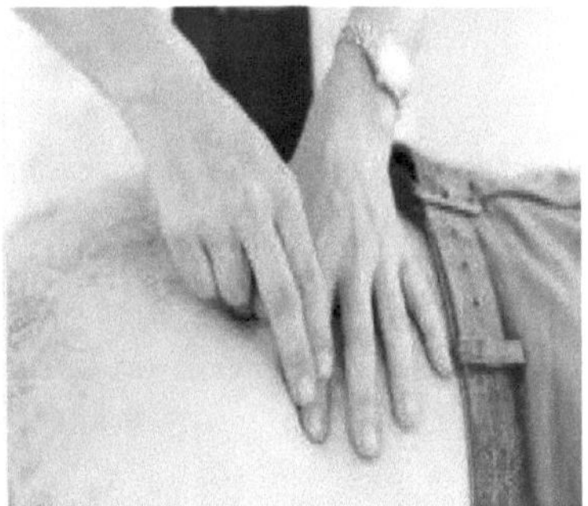

FIG. 5.5. PERCUSIÓN

Es un método que consiste en dar golpecitos suaves en partes del cuerpo con los dedos, las manos o con pequeños instrumentos como parte de una exploración física. Se hace para determinar: el tamaño, consistencia y los bordes de órganos corporales, La presencia o ausencia de líquido en áreas del cuerpo.

Boas decía: **"ES NECESARIO PALPAR PENSANDO Y PENSAR PALPANDO".**

Requisitos que deben ser cumplimentados para la realización del examen físico regional del abdomen:

1) Inherentes al examinado (posiciones): Decúbito supino, a veces decúbito lateral, ventral, especiales o de pie. Brazos extendidos a lo largo del cuerpo y miembros inferiores en ligerísima flexión.

2) Inherentes al explorador (posición y actitudes) ; preferiblemente a la derecha del examinado, actuando con delicadeza, sus manos deben estar a una temperatura agradable, y las uñas debe tenerlas cortadas.

3) Maniobras aplicables en los casos de palpación aparentemente imposible por hipertonía parietal: Cubrir la piel del abdomen con vaselina o polvo de talco, para facilitar el deslizamiento manual o el Método de Galambos: Consiste en deprimir el abdomen con una mano, a una distancia no mayor que 10 cms de la zona que se quiere explorar con la otra mano.

4) Palpación de la pared abdominal o continente (superficial).

5) Tensión abdominal.

6) Palpación visceral, intracavitaria o del contenido (profunda):

El explorador debe determinar: tipo de respiración (costal superior o abdominal).

7) Examen de las regiones ínguinocrurales

Región glútea: Realizar inspección y palpación en busca de alteraciones de la musculatura u otras lesiones.

1 Transcripción a la Historia Clínica:

Abdomen:

Inspección: Abdomen plano, excavado o globuloso, que sigue los movimientos respiratorios.

Palpación: No doloroso a la palpación superficial ni profunda, no visceromegalias.

Percusión: Sonoridad abdominal normal

Auscultación: Ruidos hidroaéreos de intensidad y frecuencia normales

Regiones ínguinocrurales: Nada a señalar (n/s), sin alteraciones o normales

Examen Físico del aparato digestivo.

Boca

- ❖ Sepsis oral presente o no.
- ❖ Describir piezas dentarias.

Orofarínge:

- ❖ Ver características con depresor de lengua (coloración, alteraciones).

Lengua:

- ❖ Coloración (normal o saburral).
- ❖ Humedad (húmedas o secas).
- ❖ Papilas (normales o depapiladas).

Abdomen:

- ❖ **Inspección:** a-Características de la herida.

  b- Sigue los movimientos respiratorios (sí /no).

  c- Manchas, color, cicatrices.

- ❖ **Auscultación:** a- Ruidos hidroaéreos Ausentes.

  b- Ruidos hidroaéreos Presentes (aumentados, disminuidos o normales).

- ❖ **Palpación:** a- Suave, depresible, tenso o distendido.

  b- Visceromegalia.

  c- Dolor superficial y profundo.

- ❖ **Percusión:** a- Matidez.

  b- Hipersonoridad.

  c- Timpanismo.

  d- Normal.

Tacto rectal:

- ❖ Hemorroides.
- ❖ Esfínter.
- ❖ Ampolla rectal.

<u>**Próstata:**</u>

- ❖ Características.
- ❖ Superficie.
- ❖ Consistencia.
- ❖ Sensibilidad.
- ❖ Movilidad.

2 Transcripción a la Historia Clínica:

Boca: Labios, comisuras labiales y mucosa yugal normales.

Lengua húmeda y bien papilada.

Dientes n/s.

Orofaringe n/s

Hígado: Borde superior: VVI espacio intercostal derecho.

Borde inferior: No rebasa el reborde costal.

Inspección Anal: n/s.

Tacto Rectal: Esfínter tono normal, recto n/s.

5.2 EXAMEN FISICO DEL SISTEMA OSTEOMIOARTICULAR (SOMA)

El examen físico del SOMA comienza desde la inspección del biotipo, actitud, Facies y marcha que pueden ser características de afecciones del mismo.

El examen físico continúa con:

1. Examen físico de los músculos

2. Examen físico de los huesos

3. Examen físico de las articulaciones y estructuras periarticulares

1. Examen físico de los músculos: Este se realiza siempre comparando cada grupo muscular con su homólogo del lado opuesto, teniendo en cuenta los siguientes aspectos.

Inspección:

Con el paciente desnudo, observamos: Volumen, forma, movimientos activos (definir si existe dificultad a la realización de los mismos). Definir si existen tumoraciones o atrofias.

Palpación:

Tener en Cuenta: Dolor, consistencia, movilidad pasiva (flacidez o espasticidad), fuerza muscular oponiéndole resistencia al movimiento muscular efector, medidas, las que se realizan siempre de forma bilateral y al mismo nivel del grupo muscular examinado, utilizando cintas métricas para detectar aumentos o disminuciones de volumen. Para ello tomamos un punto de referencia ósea y una distancia igual del mismo en ambas extremidades y determinamos su circunferencia, Dificultad en los movimientos voluntarios

2. Examen Físico de los Huesos: Comprende:
a) Sistema Óseo en general
b) Columna Vertebral
c) Pie

Sistema Óseo en general:

Inspección: Se realiza siempre de forma comparativa con la estructura homóloga que se explora, teniendo en cuenta:
* Deformidades
* Tumoraciones
* Edemas de partes blandas
* Cambios de coloración cutánea

Palpación:

No debe ser ruda pero sí firme y también de forma comparativa, detectando: Dolor, deformidades, volumen, depresiones, movilidad anormal, crepitación, medidas (acortamiento o alargamiento). Se realiza de forma comparativa utilizando cinta métrica y tomando como referencia eminencias óseas bien definidas, por ejemplo, para medir las extremidades superiores tomamos como punto de referencia la tuberosidad mayor del húmero y desplazamos la cinta hasta la apófisis estiloides del radio.

Columna Vertebral

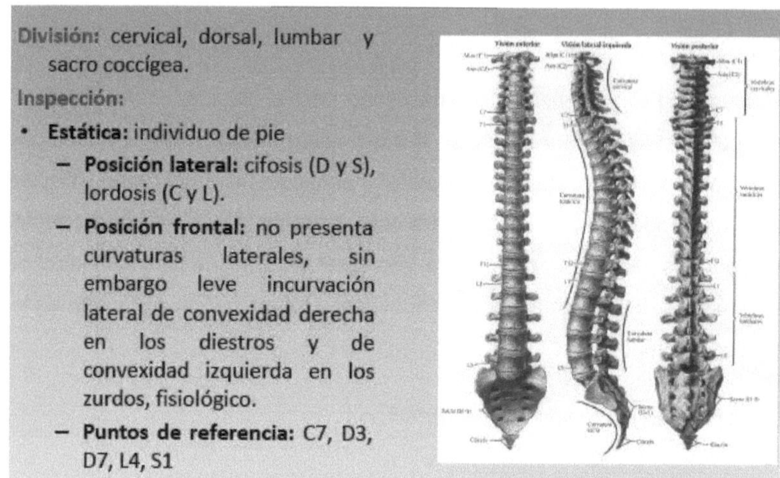

División: cervical, dorsal, lumbar y sacro coccígea.

Inspección:

- **Estática:** individuo de pie
  - **Posición lateral:** cifosis (D y S), lordosis (C y L).
  - **Posición frontal:** no presenta curvaturas laterales, sin embargo leve incurvación lateral de convexidad derecha en los diestros y de convexidad izquierda en los zurdos, fisiológico.
  - **Puntos de referencia:** C7, D3, D7, L4, S1

FIG. 5.6 ARTICULACIONES DE LA COLUMNA

Inspección:

Se debe examinar con el paciente desnudo y con los brazos colgantes. Observándose: La postura, altura de las cinturas escapular y pelviana, nivel de los hombros, nivel de las escápulas, simetría de los pliegues glúteos de cada lado e incurvaciones de perfil o curvaturas naturales (lordosis cervical, cifosis dorsal, lordosis lumbar y cifosis sacra).

Palpación:

Explorar:

* Dolor a la movilización lateral de las apófisis espinosas (se palpan como pequeñas eminencias óseas a lo largo de la columna vertebral, utilizando los dedos índice y pulgar).

* Compresión de los puntos de emergencia de las raíces nerviosas (equidistante entre dos apófisis espinosas y aproximadamente a ambos lados de la línea media).

* Músculos paravertebrales.

* Movimientos pasivos por segmentos (cervical, dorsal y lumbosacro).

Percusión:

Percusión de las apófisis espinosas para detectar dolor, utilizándose más comunmente el martillo.

Algunas especificaciones de la Semiotecnia en determinados segmentos como:

- o Columna Cervical: Movilización del cuello
- o Columna Dorsal: La flexión anterior permite detectar la elevación o prominencia de una escápula (escápula alada).
- o Columna Lumbosacra

• Flexión anterior para detectar la incurvación redondeada normal del dorso.

• Maniobra de Neril: Flexión de la cabeza hacia delante con el paciente sentado, observándose presencia o no de dolor.

• Maniobra de Nerill: A la maniobra anterior se añade elevar de forma alterna las piernas.

• Maniobra de Lasegue: Paciente en decúbito supino, levantar la pierna extendida. Positiva si dolor al alcanzar los 45º.

• Maniobra de Bragard: Después de levantar la pierna hasta el punto que ocasiona dolor, descendemos la misma hasta un punto inmediatamente por debajo, practicándose dorsiflexión del pie.

• Reflejos patelares y aquilianos (Ver Sistema Nervioso) y parada en la punta de los pies, dorsiflexión del dedo grueso cuando se le ofrece resistencia y parada sobre los calcáneos

• Sensibilidad superficial (Ver Sistema Nervioso).

Pie: Órgano de sustentación primordial para la marcha.

- • El peso del cuerpo descansa sobre 3 puntos de cada pie.
- • Se dirige con la punta hacia afuera (rotación externa, 15º de la línea media.
- • Dos arcos (longitudinal y transversal).

Inspección: Con el paciente descalzo y de pie observamos:

· Forma

· Posición con respecto a la línea media

· Relación de contacto de cada una de sus partes con el plano horizontal.

· Grado de abducción a aducción.

· Motilidad activa

Palpación: Tener en cuenta:

· Dolor

· Movimientos pasivos

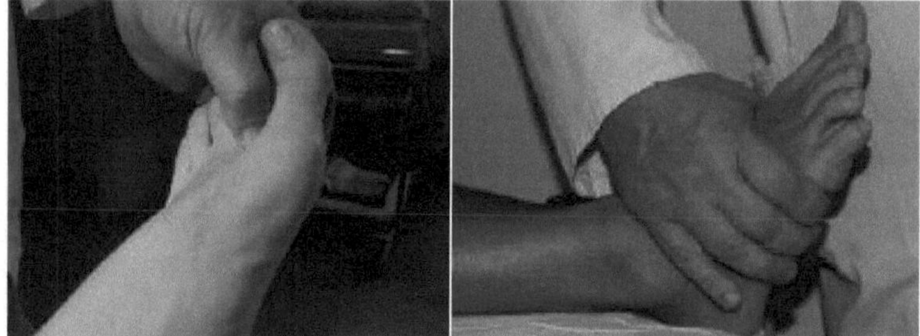

FIG. 5.7. EXPLORACIÓN DEL PIE

3. **Examen Físico de las Articulaciones y Estructuras Periarticulares.**

Inspección Inicialmente realizamos una observación general de todas las articulaciones en su conjunto (simétrico y comparativo), buscando las siguientes características.

· Volumen (aumento), Depresiones (anormales), Atrofia muscular peri articular, Nódulos (forma y tamaño), Postura, Grado de extensión, Flexión, Desviación, Deformidades, Marcha, Aspecto y color de la piel, Movimientos activos

Palpación:

Temperatura, Sensibilidad, Estado de partes blandas, Crecimientos óseos y periósteos

· Movimientos pasivos (flexión, extensión, abducción, aducción y rotación)

Particularidades en el examen físico de algunas articulaciones en específico:

.Articulación Tempero Maxilar: Con el dedo índice palpamos la articulación e indicamos al paciente que abra la boca.

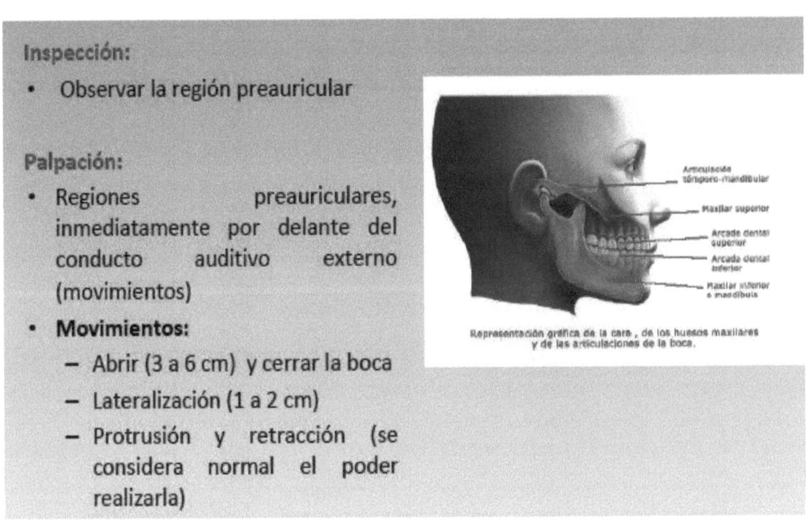

FIG. 5.8. INSPECCIÓN Y PALPACIÓN TÉMPORO MAXILAR

Articulación Escápula Humeral: Adquiere especial importancia la exploración de los movimientos activos de la articulación por ser la más movible del cuerpo humano.

Articulación del Codo: Por su cara anterior forma un ángulo obtuso abierto hacia afuera que puede sufrir modificaciones y por su cara posterior existe una eminencia central llamada olecranon y dos laterales (epicóndilo hacia afuera y epitróclea hacia adentro).

Determinar a la palpación tamaño, forma, sensibilidad y movilidad anormal de dichas eminencias. Explorar los ligamentos laterales internos y externos, cuyas inserciones superiores (en la epitróclea y epicóndilo) se exploran en busca de dolor.

Explorar además los movimientos del codo activos y pasivos, de flexión y extensión

- Articulación Radio carpiana

Palpar las partes blandas periarticulares y con el puño del paciente cerrado envolviendo al pulgar, se palpa sobre la apófisis estiloides del radio. Seguir después con la exploración de los movimientos pasivos de la muñeca: Extensión, flexión, lateralidad y rotación.

- Articulación de la Mano

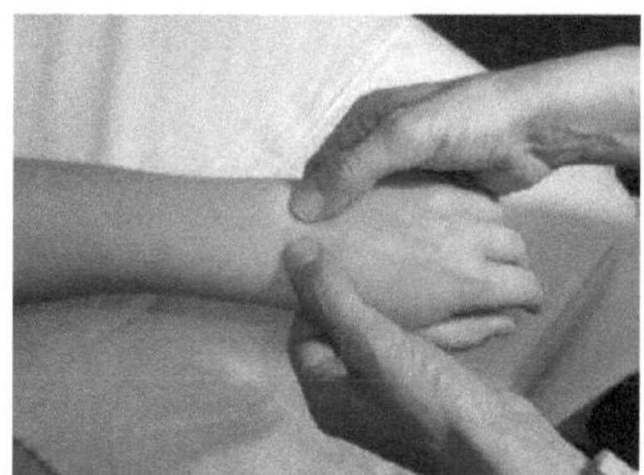

FIG.5.9. PALPACIÓN DE ARTICULACIONES

Se palpan cuidadosamente todas y cada una de las articulaciones de la mano buscando dolor.

- Articulación Sacroilíaca

Inspección

Aporta pocos datos, expresándose su afectación con claudicación durante la marcha.

Palpación

Mayores datos semiológicos aportan la exploración de puntos (dolor a la presión) y la realización de maniobras para causar dolor si existe lesión de la articulación.

- Puntos de Rotés Querol, Forestier y Jacqueline.

Inmediatamente por debajo de la espina ilíaca posterosuperior a nivel del segundo agujero sacro.

- Maniobra de Wolkmann :

Con el paciente en decúbito supino, se tratan de separar ambas espinas ilíacas anterosuperiores, ejerciendo presión hacia afuera. Esta será positiva si provoca dolor a nivel del sacro.

- Maniobra de Erischen :

Con el paciente en decúbito supino, se tratan de aproximar ambas espinas ilíacas anterosuperiores por su porción lateral externa, ejerciendo presión hacia la línea media. Esta es positiva si provoca dolor a nivel del sacro.

- Maniobra de Lewin :

Se acuesta al paciente de lado y se comprime el hueso ilíaco contra el plano duro de la mesa. Esta es positiva si esta compresión provoca dolor.

- Maniobra de Menell :

Se acuesta al paciente en decúbito lateral, tendido sobre el lado enfermo en extensión. Ya en esta posición el sujeto, colocamos una de nuestras manos a nivel de la articulación coxofemoral y la otra en la parrilla costal, e imprimimos un movimiento brusco y seco en sentido opuesto. Es positiva si provoca dolor.

- Maniobras de Flexión y Extensión Forzadas de la Cadera.

Son positivas si ocasionan dolor.

❖ Articulación de la Cadera (Coxofemoral)

Inspección

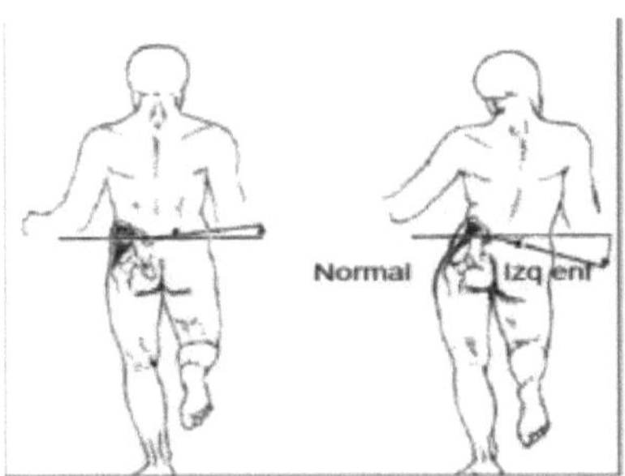

FIG. 5.10. ARTICULACIÓN DE LA
CADERA

Se realizará a través de la exploración de la actitud y la marcha.

Palpación:

Se hará compresión de ambas regiones trocantéricas, para determinar si hay dolor; haremos lo mismo en la región inguinal. La movilidad activa de la cadera permite apreciar la amplitud de los movimientos.

Las Maniobras más frecuentemente utilizadas son:

• Maniobra de Flexión y Abducción del Muslo: Con las rodillas en flexión y el fémur flexionado sobre la pelvis, se practica la rotación externa del muslo, apoyando la mano en la espina ilíaca anterosuperior del lado opuesto; lo que determinará dolor si hay cambios degenerativos o inflamatorios de la articulación.

• Maniobra de Fabere: Con el paciente en decúbito supino y el extremo inferior de la pierna colocado sobre el muslo opuesto, realizamos rotación externa de la articulación. Es positiva si causa dolor o si disminuye la amplitud de los movimientos.

- Signo de Trendelemburg: Con el paciente desnudo y de pie, se traza una línea por los pliegues glúteos, ordenando al paciente flexionar una cadera en el aire mientras mantiene el cuerpo descansando sobre la otra pierna. Si el pliegue de la cadera flexionada queda por debajo de la línea, la maniobra es positiva de patología coxofemoral.

❖ Articulación de la Rodilla :

Inspección:

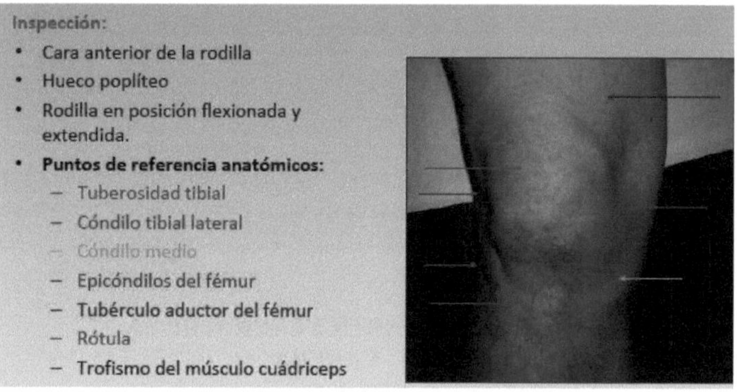

FIG.5.11. INSPECCIÓN RODILLA

Observar genuvalgum normal, borramientos del relieve o depresiones normales, color y estado de la piel (manchas equimóticas, rubicundez o palidez, erosiones, heridas u otras lesiones cutáneas).

Palpación:

Calor: Apreciaremos las variaciones del calor local comparando siempre con el lado opuesto. Dolor. Se investigará el sitio de mayor dolor mediante la palpación digital.

Existen ciertos puntos, que por desencadenar exquisito dolor en estas zonas, se denominan puntos dolorosos de la rodilla. Estos son los siguientes:

a. Puntos Rotulianos: Se investiga pinzando con el índice y el pulgar la parte media de ambos bordes laterales de la rodilla.

b. Puntos Pretibiales: Se hace presión con el pulpejo del índice en una pequeña zona que está ubicada a 1 cm por debajo de la tibia en un punto medio entre la tuberosidad anterior y la cabeza del peroné.

c. Puntos Preperoneos: Se encuentran inmediatamente por debajo de la articulación tibioperonea por su cara anterior.

Por último se palpa toda la superficie articular.

Peloteo Rotuliano: Se realiza una presión sobre la rótula, descomprimiendo súbitamente. En caso de existir derrame articular, ésta es rechazada hacia delante.

Exploración de Ligamentos:

❖ Laterales :

Con una mano del explorador en el tercio inferior del fémur y con la otra en el tercio inferior de la tibia, se intenta angular el miembro inferior a nivel de la rodilla en sentido externo y medial, lo que se logrará si están afectados los ligamentos laterales tanto internos como externos.

❖ Cruzados Anteriores y Posteriores :

Para explorarlos se sienta al paciente con las piernas extendidas y se fija el muslo con una mano, la pierna se lleva hacia delante sin extenderla. Si hay desplazamiento anterior de la pierna, significa que dicho ligamento está roto, si en esta misma posición logramos desplazar la pierna hacia atrás sin flexionarla, hay ruptura del ligamento cruzado posterior.

· Movilidad de la Rodilla:

Se explora para determinar si existe limitación en los movimientos de flexión y extensión, rotación o si aparecen movimientos anormales.

• Exploración del Hueco Poplíteo:

Inspección:

Se lleva a cabo con el enfermo en decúbito ventral, comparando con el lado opuesto y con el miembro en extensión completa, para esto se hará sobrepasar los pies del enfermo más allá del borde de la mesa de examen; en estas condiciones, gracias a la extensión, se verán mejor los detalles, detectándose así la posible aparición de tumoraciones.

Palpación:

En decúbito supino, con el miembro en flexión, se introducirán los dedos en el Hueco poplíteo, para apreciar mejor detalles concernientes a la aparición de posibles tumores. y Articulación Tibioastragalina:

Palpar a nivel de los maléolos y de las fosas retromaleolares, realizando movimientos pasivos buscando presencia de dolor.

1. La transcripción a la HC será: SOMA: n/s

En resumen, los elementos comunes al examen físico del SOMA son:

Inspección:

- Postura
- Forma y tamaño
- Volumen
- Tumoraciones
- Depresiones
- Deformidades
- Estado de la piel
- Estado de las partes blandas
- Movilidad activa
- Palpación:
- Sensibilidad (dolor)
- Puntos
- Maniobras
- Movilidad pasiva
- Crepitación
- Medidas
- Percusión:
- Dolor

5.3 EXAMEN FÍSICO DEL APARATO RESPIRATORIO.

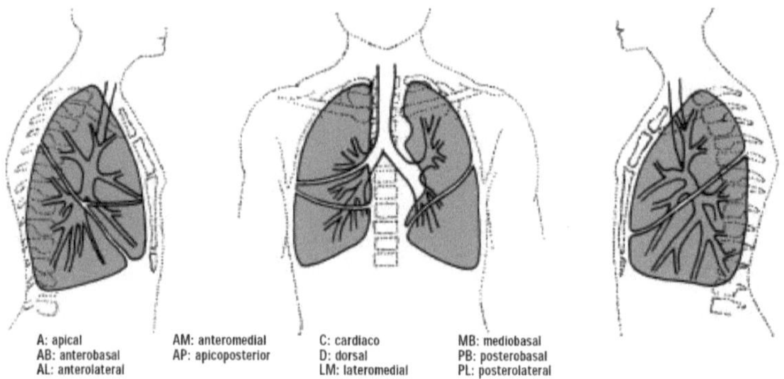

Fig. 5.11, 5.12 Y 5.13 EXAMEN FISICO APARATO RESPIRATORIO

Inspección:

a-Tipo de tórax (configuración):

- ❖ Normal.
- ❖ Patológico (tísico o paralítico, enfisematoso o en tonel, raquítico o en quilla o también pecho de gallina, infundibuliforme o en embudo también excavado, de zapatero, cifoscoliótico, conoideo o ensanchado).
- ❖ Deformidades torácicas (dilatación o retracción hemitorácica, abovedamientos, depresiones).

b- Estado de la piel:

- ❖ Color.
- ❖ Cicatrices.
- ❖ Erupciones.
- ❖ Trayectos fistulosos.

<u>**c- Estado de las partes blandas:**</u>

- ❖ Adelgazamiento.
- ❖ Obesidad.
- ❖ Circulación colateral.
- ❖ Tumoraciones.
- ❖ Atrofia de los músculos.

<u>**d- Movimientos respiratorios:**</u>

- ❖ Tipo respiratorio (costal superior, diafragmático o abdominal).
- ❖ Frecuencia (normal, polipnea, bradipnea).
- ❖ Ritmo (disneas inspiratorias y espiratorias y arritmias de cheyne-Stoke, Biot y Kussmaul).
- ❖ Expansibilidad torácica (Normal o conservada, aumentada, disminuida).

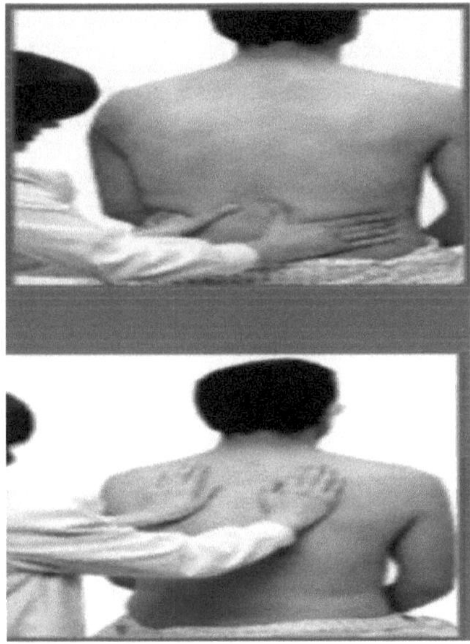

FIG. 5.12 EXPANSIÓN TORÁCICA

Palpación:

- ❖ Comprobar expansibilidad del tórax (maniobra vértice - vértice, base -base).
- ❖ Vibraciones vocales o frémito (normales o conservadas, aumentadas, disminuidas, ausentes o abolidas).
- ❖ Roce pleural (presente o no).
- ❖ Estertores palpables o frémitos bronquiales.

Percusión:

- ❖ Sonoridad pulmonar aumentada (Hipersonoridad).
  - Hiperresonancia.
  - Timpanismo.
- ❖ Sonoridad pulmonar disminuida (Hiposonoridad).
  - Sub matidez.
  - Matidez.

Auscultación:

a- <u>Ruidos respiratorios normales</u>:

- ❖ Murmullo vesicular (aumentado, disminuido, abolido, normal).

b- <u>Ruidos respiratorios patológicos</u>:

- ❖ Modificaciones del ritmo (polipnea, bradipnea).

c- <u>Ruidos intrapulmonares</u>:

- ❖ Estertores secos (roncos, sibilantes).
- ❖ Estertores húmedos (crepitantes, subcrepitantes y cavernosos).

1. Transcripción a la Historia Clínica:

Aparato Respiratorio:

Inspección: Amplitud torácica normal.

Frecuencia respiratoria: _______

Palpación: Expansibilidad torácica (maniobra de vértices y bases) normal

Vibraciones vocales conservadas

Percusión: Sonoridad pulmonar normal

Auscultación: MV normal

Resonancia de la voz natural y cuchicheada normal

5.3 Examen Físico del aparato cardiovascular.

Tipo de tórax.

Inspección.

- ❖ No se observa choque (latido) de la punta.
- ❖ Se observa choque (latido) de la punta.

Palpación.

- ❖ Choque de la punta palpable o no.
- ❖ Thrill. Traducción táctil de un soplo. Sensación vibratoria. Se explora con la palma de la mano ejerciendo presión ligera sobre el tórax.
- ❖ Soplo (sistólico o diastólico).
- ❖ Otras alteraciones (tumores cardiacos, etc.).

Percusión.

- ❖ Tiene poco valor semiológico. Se utiliza para determinar el área cardiaca.

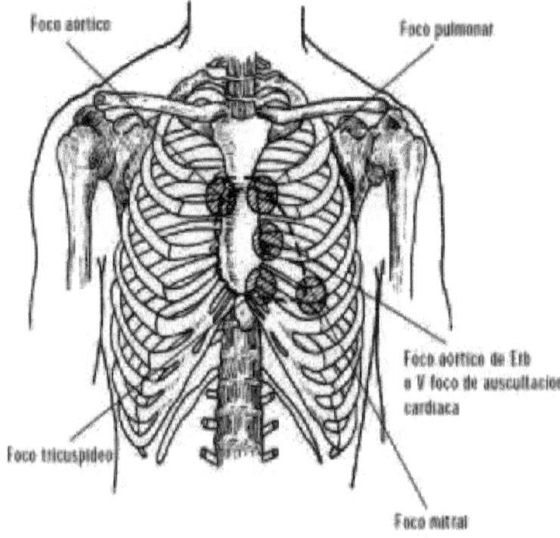

Fig. 5.13 SISTEMA CARDIOVASCULAR

<u>**Auscultación.**</u>

- ❖ <u>Ruidos cardiacos</u>**:**

Rítmicos y bien golpeados.

Rítmicos y algo pesados.

Arrítmicos y extrasistólicos.

- ❖ <u>Soplos cardiacos</u>: Localización, intensidad, irradiación, período, Variación con los movimientos, cambios de posición.

2- <u>Sistema Venoso Periférico.</u>

- ❖ Varices (sí /no) descripción.
- ❖ Microvarices.
- ❖ Circulación colateral (sí / no).

3- <u>Sistema Arterial Periférico.</u>

Pulsos arteriales presentes y sincrónicos

- ❖ Temporal.
- ❖ Carotideo.
- ❖ Axilar.
- ❖ Humeral.
- ❖ Radial.
- ❖ Pedio.
- ❖ Femoral.
- ❖ Poplíteo.
- ❖ Tibial.

4- <u>Tensión arterial en los cuatro miembros.</u>

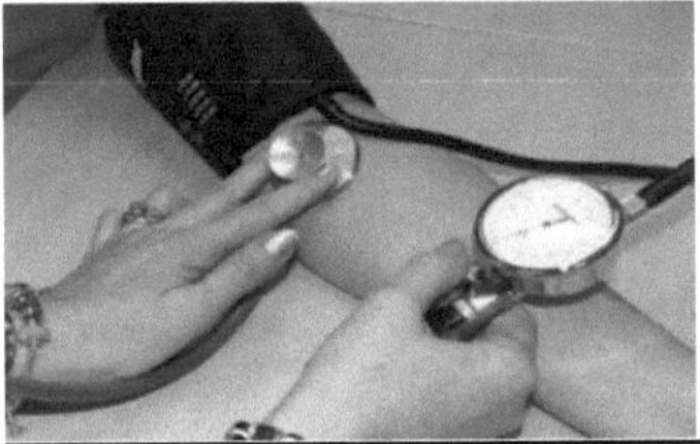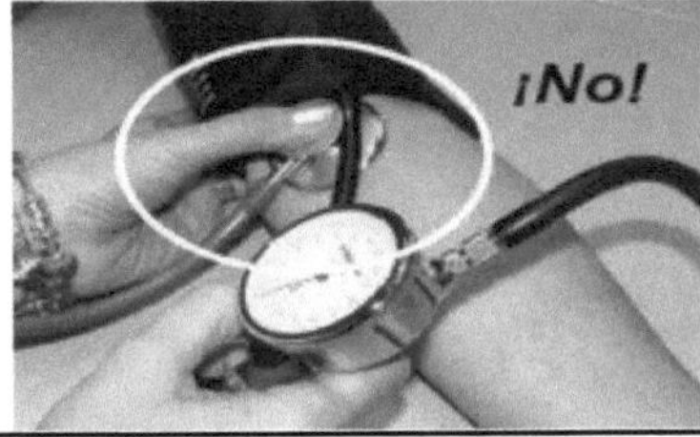

Fig. 5.14. CHEQUEO DE LA TA

1. Transcripción a la HC del Sistema Cardiovascular

Inspección y Palpación:

Latido de la punta: No visible ni palpable

No visible y palpable en 5to. Espacio intercostal izquierdo a nivel de la línea medio clavicular (LMC).

Visible y palpable a nivel del 5to. Espacio intercostal izquierdo en la LMC.

Auscultación: Ruidos cardíacos rítmicos y bien golpeados.

Pulso Radial: 60 -100 por minuto, rítmico, de amplitud y dureza normales

TA: hasta 139/89 (Si hay HTA tomar TA en miembros inferiores.)

Sistema Arterial y Venoso Periférico: Normales o Pulsos Periféricos presentes y normales y Sistema Venoso Periférico: n/s.

5.4 Examen Físico del Aparato Genitourinario.

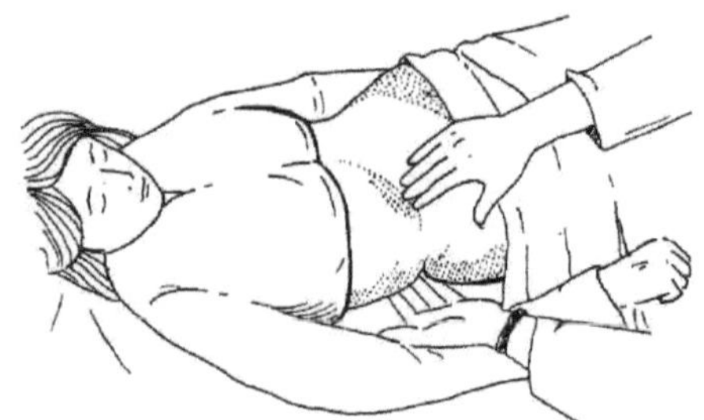

5.15 PALPACION DEL RIÑON.MANIOBRA DE PELOTEO RIÑONES.

Palpación.

- ❖ Peloteable.
- ❖ Pinzable.

PPRU.

- ❖ Anteriores, superiores y medios (doloroso, no doloroso).
- ❖ Inferiores (por tacto vaginal).
- ❖ Posteriores (Costovertebral, costomuscular). Doloroso,

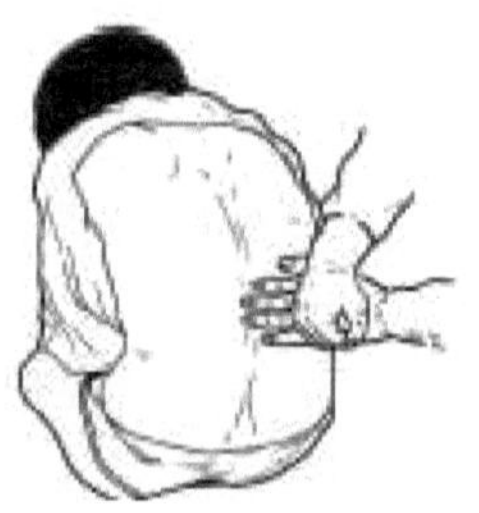

Puño percusión.

Negativo, positivo.

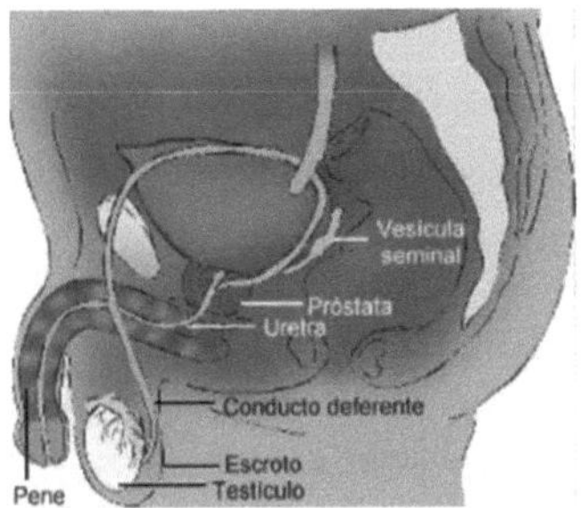

FIG.5.16 GENITALES EXTERNOS MASCULINOS.

❖ Se palpan los testículos y se comparan.

❖ Se echa el prepucio hacia atrás y se observa características deformidades, focos sépticos.

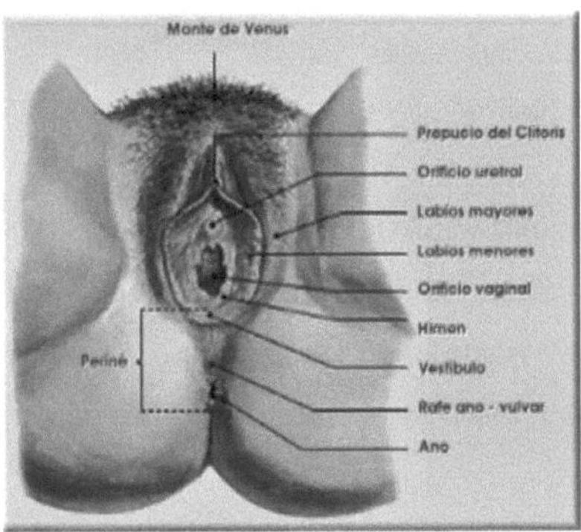

Fig. 5.17. GENITALES EXTERNOS FEMENINOS.

❖ Se separan los labios y se realiza tacto vaginal. Precisar características, deformidades, focos sépticos.

1. **Transcripción a la Historia Clínica**:

Fosas lumbares sin alteraciones.

Riñones no palpables ni peloteables.

Puntos Pielorrenoureterales (P.P.R.U.)

- Posteriores: Costo vertebrales y costo musculares: no dolorosos.

- Anteriores: Superior y medio no dolorosos.

Genitales Femeninos:

Tacto Vaginal: Vagina normal Cuello: Largo o corto, de consistencia firme o blanda, orificio cervical externo cerrado o permeable, de nulípara o multípara. Útero: En anteroversoflexión o retroversión, de superficie lisa y consistencia normal. Anejos no tactables. Fondos de sacos libres.

Genitales Masculinos:

Pene, escroto, perineo: normales, no adenopatías inguinales.

Tacto rectal: Próstata de tamaño normal, consistencia firme, superficie uniforme, no dolorosa, límites bien precisos y movilidad escasa.

5.5 Examen Físico de Hemolinfopoyético.

<u>**Características de piel y mucosas.**</u>

❖ Coloración (normal, hipercoloreadas o hipocoloreadas, íctero)

<u>**Adenopatías.**</u>

❖ Describir localización (cadena ganglionar).

❖ Describir características (superficiales o profundas, unilaterales o bilaterales, dolorosas, adheridas a planos profundos o no consistentes, manifestaciones hemorrágicas o purpúricas).

<u>**Bazo.**</u>

❖ Palpación: esplenomegalia, dolor.

❖ Percusión: matidez.

1-Transcripción a la Historia Clínica:

Bazo no palpable ni percutible. No adenopatías. Percusión ósea (esternón, costillas y crestas ilíacas) no dolorosa.

5.6 Examen Físico Neurológico

      I-   Valoración de la conciencia (paciente consciente).

           I (A)- Valoración de la conciencia (paciente inconsciente).

      II- Examen de la función sensorial.

      III- Examen de la función motora.

      IV- Examen de los pares craneales. **Anexo N⁰1** : Signos meníngeos.

I- <u>Valoración de la consciencia (paciente consciente).</u>

<u>Estado general</u>.

- ❖ Despierto, alerta.
- ❖ Somnoliento.
- ❖ Estuporoso con tendencia al coma.

<u>Estado mental</u>.

- ❖ Orientación (en tiempo, espacio y persona).
- ❖ Memoria (anterógrada y retrógrada).
- ❖ Lenguaje (Coherente, incoherente).

<u>Grado de reacción.</u>

- ❖ ¿Cómo responde? (al llamado, órdenes o estímulo).

I (A)- <u>Valoración de la conciencia (paciente inconsciente).</u>

<u>Determinar profundidad del coma</u> (ver escala de coma de Glasgow en Anexo N⁰ 2).

- ❖ Coma Superficial.
- ❖ Coma Moderado.
- ❖ Coma Profundo.

<u>Pupilas.</u>

- ❖ Reflejo fotomotor (miosis, midriasis, anisocoria).

<u>Ojos.</u>

- ❖ Reflejo corneal.
- ❖ Nistagmo (mov. Oculares).

<u>**Simetría facial.**</u>

- ❖ Presencia de parálisis facial.

<u>**Reflejo de deglución.**</u>

- ❖ Ausente (babeo).
- ❖ Presente (deglución espontánea).

<u>**Examen del cuello.**</u>

- ❖ Rigidez nucal.
- ❖ Movimientos espontáneos.

<u>**Respiración.**</u>

- ❖ Ritmo (Cheyne-Stoke, Biot, Kussmaul).
- ❖ Frecuencia (normal, bradipnea, polipnea).

<u>**Respuesta de las extremidades a los estímulos.**</u>

- ❖ Reflejo tendinoso.
- ❖ Reflejo de babinsky.

II- <u>Examen de la Función Sensorial.</u>

- ❖ Tacto.
- ❖ Vibración.
- ❖ Propiocepción.
- ❖ Dolor.
- ❖ Temperatura.
- ❖ Roce.
- ❖ Presión.
- ❖ Peso.
- ❖ Discriminación de puntos.
- ❖ Identificación de objetos.
- ❖ Identificación de gráficos.

III. <u>Examen de la Función Motora.</u>

<u>**Tono muscular.**</u>

- ❖ Hipotonía.
- ❖ Hipertonía (espasticidad o rigidez).

Motilidad.

Fuerza muscular.

- ❖ Disminuida (paresias) especificar extremidad.
- ❖ Ausente (parálisis) especificar extremidad.

Reflejo tendinoso.

- ❖ Aumentado (hiperreflexia).
- ❖ Disminuido (hiporeflexia).
- ❖ Ausente (arreflexia).

Especificar: bicipital, tricipital, rotuliano, aquiliano, cutáneo plantar (babinski), orbicular del párpado, maseterino.

Coordinación y equilibrio.

- ❖ Maniobra índice- índice o índice-nariz.
- ❖ Rombert.

Marchas.

- ❖ Atáxica, cerebelosa, parkisoniana, en Tijeras, hemipléjica, guadañante, espástica, pendular, fláccida, polineurítica, otras.

III-   Examen de los Pares Craneales.

PARES CRANEALES	FUNCIÓN	ESTUDIO CLÍNICO
I-Olfativo.	Sentido del olfato.	Con los ojos cerrados el sujeto identifica los olores. Estudiar cada fosa nasal por separado. **Alteraciones**: anosmia, cacosmia.
II- Óptico.	Agudeza visual	Estudio de la visión en colores entre otros. **Alteraciones:** daltonismo.
III- motor ocular común.	Controla la acomodación. Regula los movimientos de los ojos.	Estudios de rotación ocular, movimientos conjugados y nistagmo, reflejos pupilares,

		ptosis palpebral, asimetría, reflejo de acomodación y convergencia.
IV- Patético (coclear)	Regula los movimientos de los ojos.	Igual al anterior.
VI- Motor Ocular Externo.	Regula los movimientos de los ojos.	Igual al anterior.
V-Trigémino	Sensación de la cara. Tiene ramas oftálmica, maxilar y mandibular.	Se pide al sujeto que cierre los ojos y se le toca la frente, carrillos y maxilar inferior con mecha de algodón. Comprobar el resultado en ambos lados. Valorar además con agua fría y caliente en un tubo de ensayo. Explorar reflejo corneal. Explorar reflejo maseterino.
VII- Facial.	Movimiento de los músculos de la cara. Expresión facial. Secreción salival y lagrimal. Gusto en los dos tercios anteriores de la lengua.	Explorar simetría facial (sonreír, silbar, fruncir el ceño). **Alteraciones:** Parálisis facial. Discriminación de lo dulce y salado.
VIII- Vestíbulo coclear (Estatoacústico).	Audición y equilibrio.	Captar audición del lenguaje susurrado o el tictac del reloj. Pruebas de coordinación y equilibrio.
IX- Glosofaríngeo.	Gusto en el tercer tercio de la lengua.	Discriminar el azúcar y la sal en el tercio posterior.
X. Vago (neumogástrico).	Contracción de la faringe. Mov. Simétricos de las cuerdas vocales y paladar blando.	Provocar reflejo nauseoso. Decir ¨A¨ y observar elevación de la úvula.

	Mov. Y secreción de las vísceras abdominales y torácicas.	
XI- Espinal.	Movimiento de los músculos esternocleidomastoideo y trapecio.	Palpar abdomen y observar contracción de los trapecios a resistencia. Girar la cabeza.
XII- Hipogloso.	Movimientos de la lengua.	Indicar que saque la lengua y observar desviaciones o temblores. Desplazar la lengua a un lado y a otro.

Anexo N⁰ 1: ESCALA DE COMA DE GLASGOW.

RESPUESTA EXPLORADORA	PUNTAJE
Apertura ocular.	
• Espontánea.	4
• Al llamado.	3
• Al dolor.	2
• Ninguna.	1
Respuesta verbal.	
• Orientado y conversa.	5
• Desorientado y conversa.	4
• Palabras inapropiadas.	3
• Sonido incomprensible.	2
• Ninguna.	1
Respuesta motora.	
• Obedece a órdenes.	6
• Localiza y retira el estímulo doloroso.	5
• Retira el miembro o no alcanza el estímulo con la	4

mano.	**3**
• Flexión tónica o repuesta tónica combinada.	**2**
• Respuesta extenso pronadora espontánea o inducida.	**1**
• Ninguna.	
Rango de puntuación:	**3 - 15**

Evaluación de la respuesta verbal en pacientes intubados.

RESPUESTA EXPLORADORA	PUNTAJE
<u>Respuesta verbal (pacientes intubados)</u>	
• Respuesta gestual apropiada.	**5**
• Respuesta gestual inapropiada.	**4**
• Gestos faciales.	**2**
• Ninguna.	**1**

1. Transcripción a la Historia Clínica:

Paciente consciente, orientado en tiempo, espacio y persona, con memoria retrógrada y anterógrada conservadas, con lenguaje claro y coherente.

Facies, actitud de pie y en el lecho y marcha, no características de proceso neurológico.

Taxia: estática y dinámica: Sin alteraciones.

Praxia: Actos transitivos, intransitivos e imitativos: sin alteraciones.

Motilidad: Activa voluntaria sin alteraciones. Fuerza muscular conservada.

       Pasiva: Tono y trofismo conservados.

Involuntaria: Ausente.

Esfera Meníngea: No rigidez de nuca, Maniobras de Kernig y Brudzinski negativas.

Reflectividad : Reflejos osteotendinosos : Bicipital, tricipital, patelar y aquíleo, presentes y normales.

Reflejos cutáneo mucosos: Corneal, faríngeo, cutáneos abdominales (superior, medio e inferior) y cutáneo plantar, presentes y normales.

Sensibilidad: Superficial: Táctil, térmica y dolorosa

Profunda: Barestesia, barognosia, batiestesia, palestesia y estereognosia, conservadas.

Pares Craneales:

I Par: Olfatorio: Normal

II Par: Óptico:

Agudeza visual, perimetría, campimetría y visión de colores normales.

Fondo de ojo normal.

III Par: Porción extrínseca: Normal

Porción intrínseca: Pupilas y reflejos foto motor, consensual, acomodación y convergencia normales

IV Par: (Patético) normal

V Par: (Trigémino)

Porción Sensitiva: Sensibilidad táctil, térmica y dolorosa de la cara normal.

Reflejos: Corneal, mentoniano y estornutatorio presentes y normales.

Porción Motora: Tono, trofismo y fuerza muscular de los músculos masticatorios normal.

VI Par: (Motor ocular externo) normal.

VII Par: Función motora: Facial superior e inferior normal

Función sensorial: Gusto 2/3 anteriores de la lengua normal.

VIII Par: Rama coclear: Otoscopia, audición, pruebas de Weber, Rinne y Schwabach normales.

Rama vestibular: No nistagmo, resto normal.

IX Par: Gusto 1/3 posterior de la lengua normal

Reflejo faríngeo y Fenómeno de Vernet normales

X, XI y XII Pares: normales

CAPÍTULO 6 EXAMEN FISICO DE LA GESTANTE Y PUERPERA

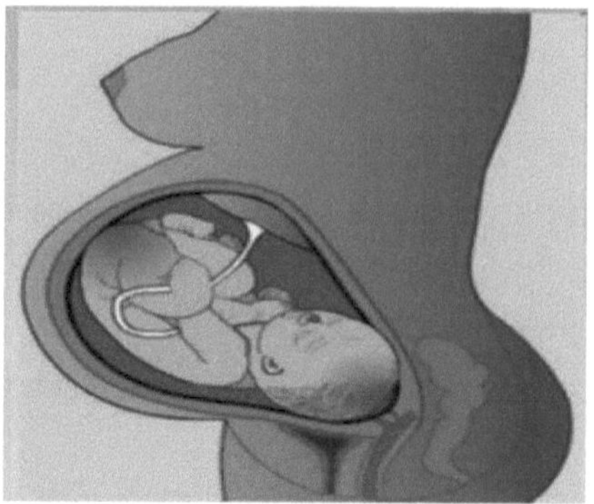

Fig. 6.1. ÚTERO GRAVIDICO

Examen Físico del Cabello.

- ❖ Color.
- ❖ Estilo, peinado.
- ❖ Limpieza.
- ❖ Textura.
- ❖ Cantidad.
- ❖ Lubricación.

Examen Físico de los ojos.

- ❖ Color.
- ❖ Humedad.

Examen Físico de la cara.

- ❖ Color.
- ❖ Presencia de Cloasma gravídico.
- ❖ Edemas.

<u>**Examen Físico del Cuello.**</u>

- ❖ Presencia de Bocio.
- ❖ Ganglios Linfáticos (adenopatías).

<u>**Característica de las mamas.**</u>

- ❖ Tipo de pezón (Normal, plano, invertido).
- ❖ Turgentes.
- ❖ Secretorias aptas para la lactancia.
- ❖ Presencia de alteraciones (Grietas, cicatriz, mastitis).

Maniobras de Leopoll

I-Determinación del fondo uterino.

Se realiza para precisar la correspondencia entre altura uterina y edad gestacional.
Se examina de frente a la paciente.
Se explora con una sola mano.

.La altura uterina normal aproximadamente es de uno a dos centímetros por encima de la edad gestacional

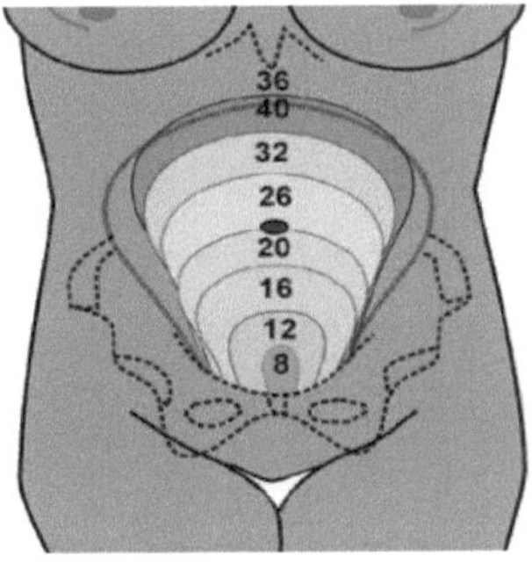

Fig. 6.2 ALTURA UTERINA

II- Determinación del dorso.

Se realiza para determinar de qué lado se encuentra el feto (derecho o izquierdo).

Se examina de frente a la paciente.

Se explora con ambas manos. Se

ausculta el foco fetal con el

Fetoscopio del lado del dorso.

El foco fetal normal es entre 120 y 160

160 latidos por minuto

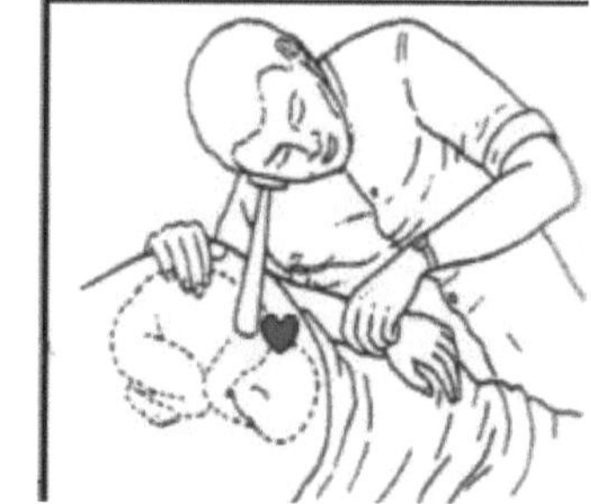

FIG. 6. 3.DETERMINACIÓN DEL DORSO.

III- Determinación de la presentación

- Se realiza para determinar en qué posición se encuentra el feto (Cefálico, pelviano o transverso).

Se examina de frente a la paciente.

- Se explora con una sola mano

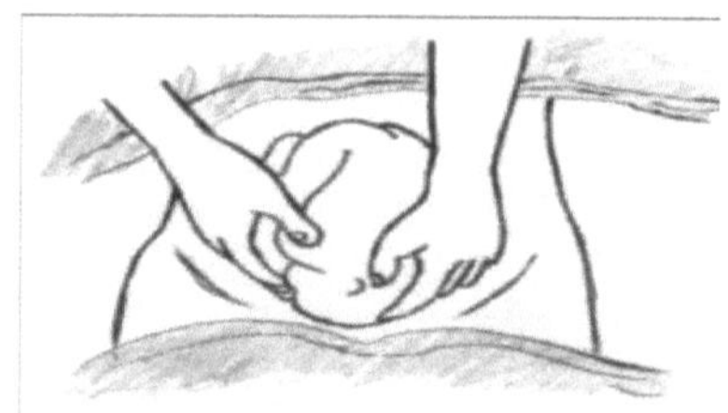

Fig.6.4 .DETERMINACIÓN DEL DORSO.

IV- Determinación del grado de encajamiento.

- Se realiza para determinar si se corresponde el grado de encajamiento en la pelvis con la edad gestacional.

- Se examina de espalda a la paciente.

- Se explora con ambas manos.

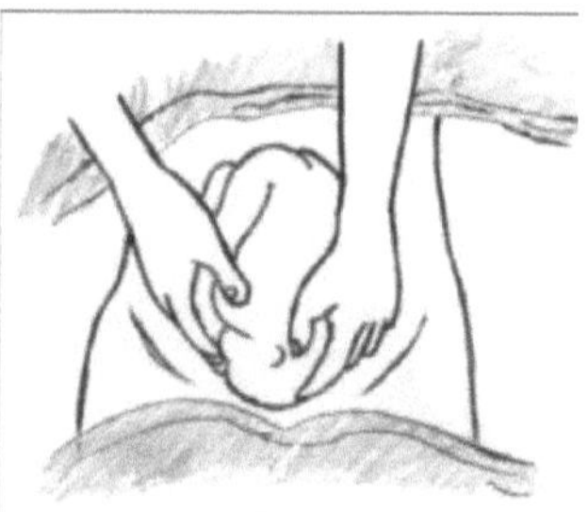

Fig.6.5 .DETERMINACIÓN DE ENCAJAMIENTO

<u>**Examen Físico de los Genitales.**</u>

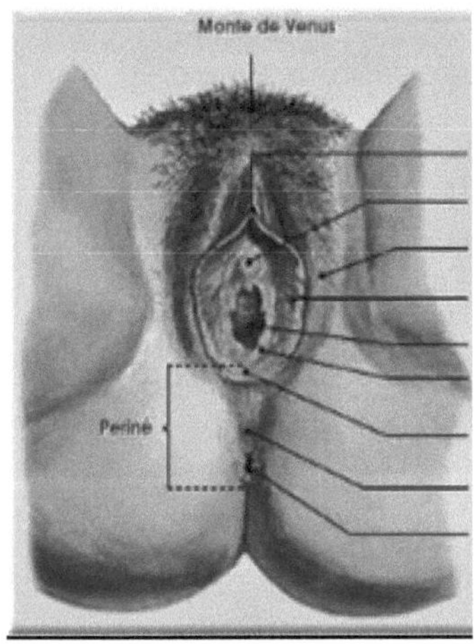

Fig. 6.6. ÓRGANOS EXTERNOS FEMENINOS

<u>**Examen Físico de los Miembros Inferiores.**</u>

- ❖ Edemas.
- ❖ Várices.
- ❖ Cicatrices.

<u>**EXAMEN FISICO DE LA PUERPERA.**</u>

<u>**Examen del Cabello.**</u>

- ❖ Color.
- ❖ Estilo, peinado.
- ❖ Lubricación.
- ❖ Textura.
- ❖ Cantidad.

<u>**Examen de los Ojos.**</u>

- ❖ Color.
- ❖ Humedad.

Examen de la Cara.

- ❖ Color.
- ❖ Edemas.
- ❖ Presencia de cloasma gravídico.

Examen del Cuello.

- ❖ Presencia de bocio.
- ❖ Ganglios linfáticos (adenopatías).

Examen de las Mamas.

- ❖ Tipo de pezón (plano, invertido, normal).
- ❖ Turgentes.
- ❖ Secretorias.
- ❖ Presencia de alteraciones (mastitis, grietas, cicatrices).

Involución Uterina.

- ❖ **Día del parto:** 2 traveses de dedo por encima del ombligo.
- ❖ **1er Día:** 2 traveses de dedo por debajo del ombligo.
- ❖ **2do Día:** 3 traveses de dedo por debajo del ombligo.
- ❖ **Desciende 1 través de dedo por día.**
- ❖ **6to Día:** en el punto medio de la sínfisis del pubis.
- ❖ **10-12mo Día:** por debajo de la sínfisis del pubis.

Examen de la Vulva.

- ❖ Edemas.
- ❖ Hematomas.
- ❖ Episorrafia.
- ❖ Loquios: 1ro- 2do día ______ rojos sin coágulos.

         3ro- 4to día ___ achocolatado espeso.

         5to día ______ blanquecino cremoso.

         Después _____ mucoso transparente.

Examen de los Miembros Inferiores.

- ❖ Edemas.
- ❖ Várices.
- ❖ Cicatrices

Nota: El examen físico de la cesareada se realizará de igual forma y se incluirá:

Examen físico abdominal.

- ❖ Características de la herida (Bordes, calor, color, rubor).
- ❖ Dolor superficial y profundo.
- ❖ Presencia de ruidos hidroaéreos.

CAPÍTULO 7 EXAMEN FISICO DEL MENOR DE UN AÑO.

Chequeo de parámetros vitales.

- ❖ Frecuencia respiratoria.
- ❖ Temperatura.
- ❖ Frecuencia cardiaca.

Mensuraciones y Ponderaciones.

- ❖ Peso.
- ❖ Talla.
- ❖ Circunferencia cefálica y torácica.
- ❖ Valoración nutricional (relación peso/ talla).

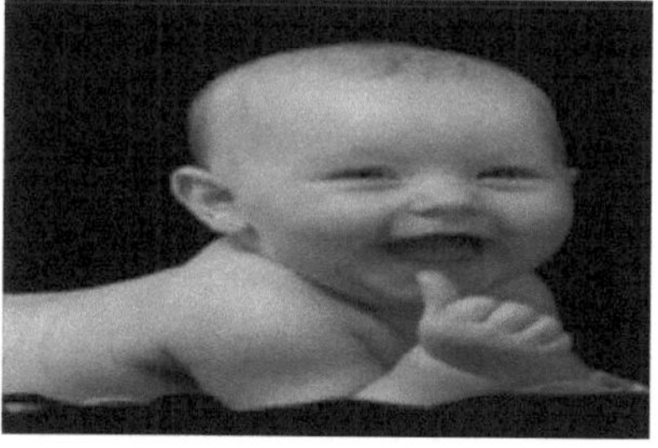

Fig. 7.1 BÉBÉ MENOR DE UN AÑO.

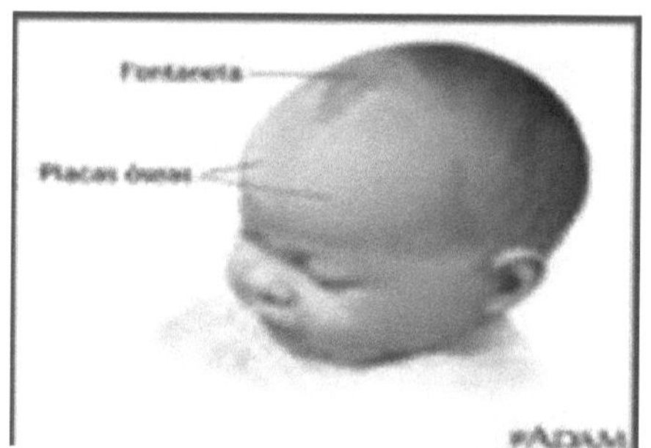

Fig. 7.2 REVISIÓN PLACA OCULAR

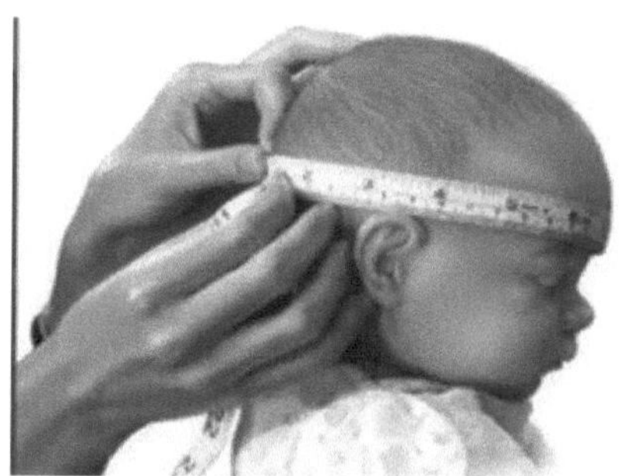

Fig. 7.3 MEDICION CIRCUNFERENCIA CEFALICA

<u>**Examen de la Cabeza.**</u>

- ❖ Tamaño. Si es proporcional al resto del cuerpo. Medir circunferencia cefálica.
- ❖ Forma.
- ❖ Simetría.
- ❖ Características de las fontanelas (normotensas, prominentes, deprimidas).
- ❖ Características del cuero cabelludo (Normal, laceración, abrasión, defecto de la piel).

<u>**Examen de los Ojos.**</u>

- ❖ Humedad y color de las mucosas.

<u>**Examen de la Nariz.**</u>

- ❖ Obstrucción.
- ❖ Atresia.

<u>**Examen de la boca.**</u>

- ❖ Color (Rosado).
- ❖ Humedad (sí/ no).
- ❖ Desarrollo dental según la edad.

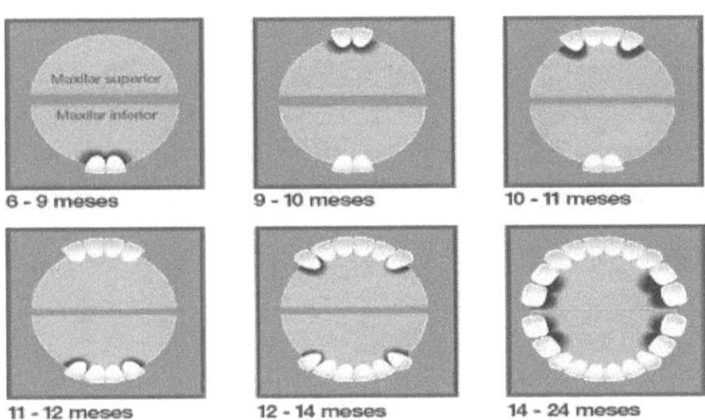

Fig. 7.4. DESARROLLO DENTARIO

❖ Reflejo de hosar: tocar la mejilla con los labios o colocar el dedo en el labio superior, el niño buscará el estimulo.

❖ Reflejo de succión (sí / no).

❖ Reflejo de deglución (sí / no).

❖ Reflejo nauseoso.

Características del llanto.

❖ Tono.

❖ Intensidad.

Examen de los Oídos.

❖ Orejas: Localización (malformación o implantación baja).

❖ Características del oído interno, tímpano, conducto auditivo (infecciones, anomalías).

Examen de la Cara.

❖ Simetría.

❖ Expresión facial.

❖ Coloración.

Examen Físico del Cuello.

❖ Características.

❖ Tamaño.

❖ Flexibilidad.

❖ Masa.

❖ Bocio.

❖ Adenopatías.

Examen Físico del Tórax.

- ❖ Tipo (normal, cilíndrico, excavado).
- ❖ Medir circunferencia torácica.

Examen Físico de la Espalda.

- ❖ Se examina acostado sobre su abdomen.
- ❖ Características de la columna y costillas.

Examen físico del abdomen.

- ❖ Características: (es normal cilíndrico y levemente protuberante).
- ❖ Anomalías.
- ❖ Ombligo, cicatrización.
- ❖ Apéndice xifoide prominente.
- ❖ Hígado 2 cm por debajo del margen costal.
- ❖ Riñones profundos en ambos polos inferiores.
- ❖ Hernia umbilical o inguinal (presente o no).
- ❖ Vejiga (distensión y chorro).
- ❖ Bazo (no palpable).

Examen Físico de las Extremidades.

- ❖ Características.
- ❖ Amplitud de movimientos

Examen Físico de los Genitales.

- ❖ Características.
- ❖ Fimosis.

Exploración de los Reflejos.

Reflejo de Moro:

a- Colocar al bebé en posición supina.

b- Levantar la cabeza sosteniéndolo por las manos.

c- Dejar caer repentinamente.

<u>Respuesta</u>: Extensión seguida de abducción simétrica de los brazos y piernas con los dedos extendidos (abrazo).

Reflejo de Babinski:

a- Se toca la superficie plantar lateral.

<u>Respuesta:</u> el bebé debe responder abanicando hacia arriba los dedos (Respuesta positiva). Es normal hasta el noveno mes de vida. Su presencia en lo adelante es patológico.

Reflejo de Baile:

a- Se sostiene al bebé derecho con los pies tocando una superficie, por lo general realizará un movimiento que semeje al baile o pasos.

Otros Reflejos:

- ❖ **Reflejo de parpadeo.**
- ❖ **Bostezo.**
- ❖ **Estornudo.**
- ❖ **Hipo.**

Reflejo de Moro

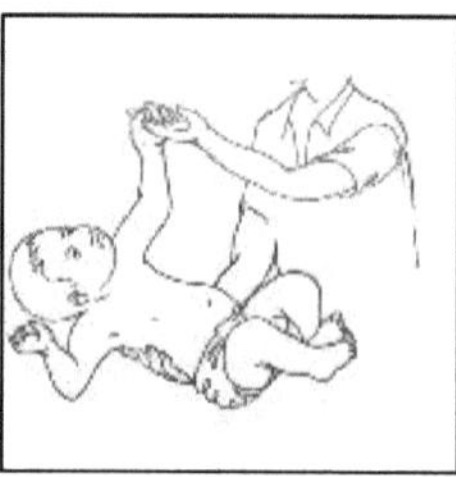

Fig.7-5.R. de prensión

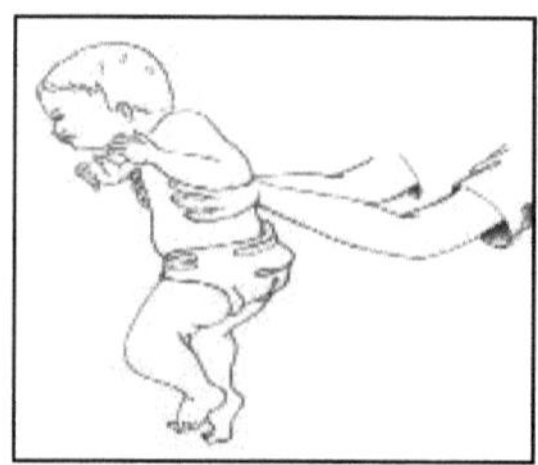

Fig.7.6.R. de marcha

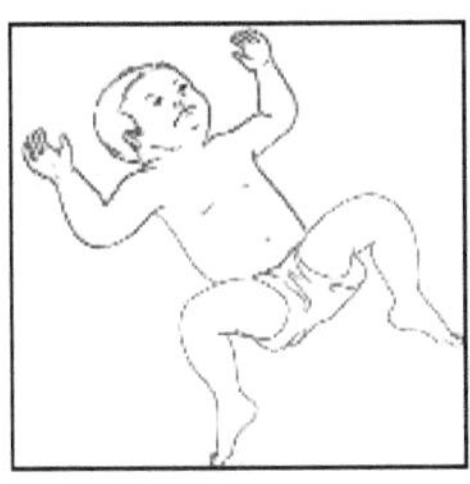

Fig.7.7. R. de Moro

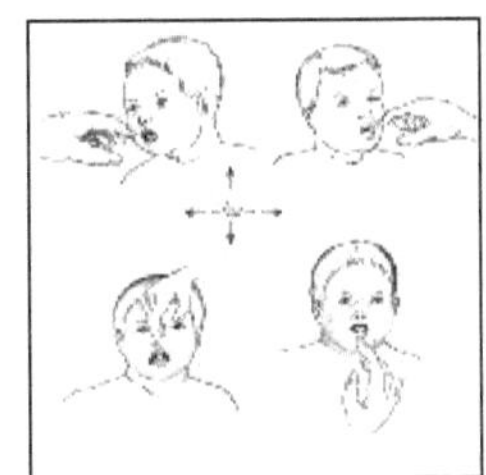

Fig.8.8.R. de búsqueda

Desarrollo Psicomotor del Niño.

Al Nacer:

El niño nace como un ser subcortical donde las actividades que desarrolla van encaminadas a satisfacer necesidades nutritivas y confort. De manera que la respuesta del mismo es a partir de reflejos de naturaleza innata.

Prono: Yace en actitud de flexión, mueve la cabeza de un lado a otro, se le cae la cabeza en suspensión ventral.

Supino: Generalmente flexionado y poco rígido.

Visión: Puede fijar la mirada en un rostro o una luz situados en su campo visual, mueve los ojos al mover el cuerpo.

Reflejos: Respuesta de moro activa, reflejo de la marcha y escalón, succión, búsqueda, deglución, presión.

Social: Preferencia de la mirada hacia rostros humanos.

Al mes:

Prono: Piernas más extendidas, levanta la barbilla, mueve la cabeza, mantiene momentáneamente la cabeza a nivel del plano del cuerpo en la suspensión ventral.

Supino: Predomina la postura tónica del cuello; flexible y relajado, al sentarse se le cae la cabeza.

Visual: Mira a las personas, sigue un objeto en movimiento.

Social: Movimientos corporales según la voz de los que le rodean, empieza a sonreír.

Dos meses

Prono: Levanta la cabeza un poco más, al suspenderlo ventralmente mantiene la cabeza en el plano del cuerpo.

Supino: Predomina actitud tónica del cuello; al sentarlo cede la cabeza.

Visual: Sigue durante 180^0 un objeto móvil.

Social: Sonríe en el contacto social, oye voces y arrullos.

Tres meses:

Prono: Levanta la cabeza y el tórax, brazos extendidos; al suspenderlo sobre el vientre mantiene la cabeza por encima del plano del cuerpo.

Supino: Predomina actitud tónica del cuello, se inclina hacia delante sin poder coger los objetos, se interesa por los juguetes.

Sentado: La cabeza queda ligeramente atrás; pronto domina la cabeza y la mueve a sacudidas; espalda encorvada.

Reflejos: No persiste el reflejo de moro típico, Hace movimientos de defensa o reacciones selectivas de retirada.

Social: Le gusta el contacto social, oye la música, dice "aah aah"

Cuatro meses

Prono: Levanta la cabeza y el tórax, sitúa la cabeza casi en un eje vertical, extiende las piernas.

Supino: Predomina postura simétrica, manos en la línea media, agarra los objetos y se los lleva a la boca.

Sentado: Al sentarlo no retrasa la cabeza, la mantiene firme, la echa hacia delante, le gusta estar sentado, apoyado sobre el tronco.

Derecho: Cuando se le pone de pie empuja con las piernas.

Adaptativo: Ve una pastilla pero no hace movimientos hacia ella.

Social: Ríe a carcajadas, Puede disgustarse si se interrumpe el contacto social, se excita al ver la comida.

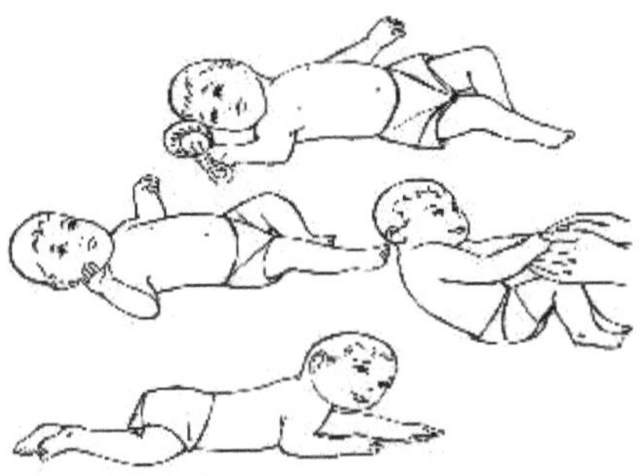

FIG. 7.9. DEL NACIMINTO A LOS MESES POSICIONES

Cinco meses

Adaptativo: gira sobre su abdomen.

Seis meses

Adaptativo: se sienta con apoyo

Siete meses

Prono: Se retuerce, puede rodar sobre un eje.

Supino: Levanta la cabeza, se retuerce, movimientos de trepar.

Sentado: Se mantiene sentado brevemente, apoyándose en la pelvis se inclina hacia delante sobre las manos, espalda encorvada.

Derecho: Soporta la mayor parte de su peso, brinca activamente.

Adaptativo: Extiende los brazos hacia objetos grandes, traspasa objetos de una mano a otra, hace movimientos de rastillo para coger una pastilla.

Lenguaje: Emite sonidos vocales polisílabos.

Social: prefiere a la madre; balbucea; le gusta el espejo; responde a los cambios emocionales de la persona de su entorno.

Ocho meses

Adaptativo: comienza a realizar la pinza digital.

Nueve meses

Adaptativo: se mantiene sentado solo.

Diez meses

Sentado: Se incorpora solo; se sostiene indefinidamente sin apoyo; espalda erguida.

Derecho: Tiende a ponerse de pie.

Motor: Se arrastra o anda a gatas.

Adaptativo: Coge los objetos con el pulgar y el índice y empuja los objetos con el índice, coge la pastilla con el movimiento de pinza, descubre un objeto escondido, intenta coger un objeto caído, suelta un objeto cuando lo coge otra persona.

Lenguaje: Repite sonidos consonantes ("mama", "papa").

Social: Responde cuando lo llaman por su nombre, juega a las palmitas, mueve la mano diciendo adiós.

Once meses

Adaptativo: se pone de pie sin apoyo.

Trece Meses.

Motor: Camina con ayuda de la mano, camina apoyándose de los muebles.

Adaptativo: Da un objeto cuando se le pide, hace el gesto de pedir.

Lenguaje: Pronuncia dos palabras más además de mamá y papá.

Social: Juega con la pelota, efectúa movimientos posturales al vestirlo.

15 meses

Motor: el niño camina solo, trepa por las escaleras.

Adaptativo: Hace torres de dos cubos, traza una línea, mete la pastilla en el frasco,

Lenguaje: sigue órdenes simples, puede nombrar un objeto familiar (pelota).

Social: Indica lo que desea señalándolo, abraza a los padres.

18 meses

Motor: Corre torpemente, se sienta en una silla bajita, sube escalones con ayuda, explora los cajones y los cubos de basura.

Adaptativo: hace torre de tres cubos, imita garabatos y rayas verticales, saca la pastilla del frasco.

Lenguaje: pronuncia alrededor de diez palabras, nombra dibujos, identifica a una o más partes del cuerpo

Social: come solo, pide ayuda si está en apuros, puede indicar si está mojado o sucio, besa a sus padres.

24 meses

Motor: corre bien, sube y baja escalones, abre la puerta, trepa por los muebles.

Adaptativo: hace torre de seis cubos, garabatea círculo, imita líneas horizontales, intenta doblar el papel.

Lenguaje: Coloca tres palabras juntas (sujeto, verbo, objeto).

Social: maneja bien la cuchara, refiere experiencias inmediatas, ayuda a desnudarse, escucha las historietas con dibujos.

30 meses

Motor: salta.

Adaptativo: hace torre de 8 cubos, líneas verticales y horizontales, imita el círculo, forma figuras cerradas.

Lenguaje: se refiere a si mismo con el pronombre "yo"; conoce su nombre entero.

Social: Ayuda a recoger las cosas siempre, intenta algunos juegos.

36 meses

Motor: sube escaleras alternando los pies, conduce un triciclo, se sostiene momentáneamente sobre una pierna.

Adaptativo: copia un círculo, imita una cruz.

Lenguaje: conoce su edad y sexo, reconoce tres objetos adecuadamente repite tres números, frases de seis sílabas.

Social: jugos sencillos, ayuda a ponerse la ropa y zapatos, se lava las manos.

48 meses

Motor: brinca sobre un pie, lanza la pelota sobre las manos, usa la tijera para recortar dibujos, trepa bien.

Adaptativo: imita la construcción de una barrera o un puente con cubos, copia una cruz o un cuadrado, dibuja a un hombre de dos o cuatro partes.

Lenguaje: Cuenta cuatro monedas, hace un cuento.

Social: juega con varios niños, empezando la interacción social y la adopción de roles. Va solo al servicio.

60 meses

Motor: brinca.

Adaptativo: dibuja un triángulo, compara el mayor, más pesado.

Lenguaje: nombra cuatro colores, repite una frase de diez sílabas, cuenta diez monedas.

Social: se viste y se desnuda, pregunta sobre el significado de las palabras, imita los juegos domésticos.

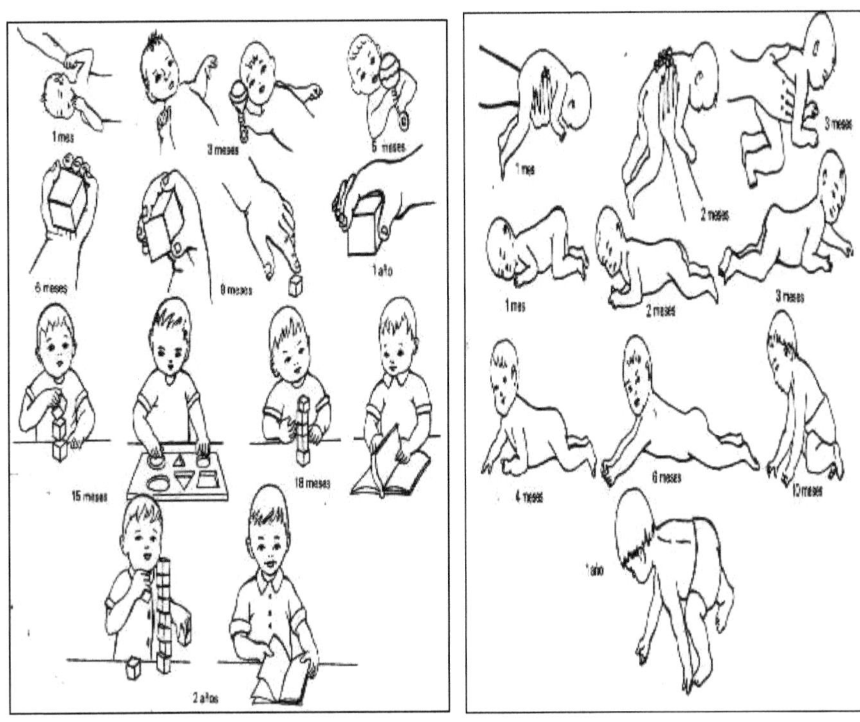

Figs. 7.10 y 7.11 DESARROLLO PSICO-SOCIAL

69

CONCLUSIONES

- Tiene validez como material de apoyo a la docencia y de consulta para estudiantes y profesionales de enfermería ya que facilita el acceso a dicho contenido y a elevar su competencia en el desempeño diario.

- Ofrece un material didáctico accesible y asequible, útil para ejecución del examen físico, que incluye las cuatro técnicas básicas de la exploración clínica con los aspectos a tener en cuenta durante su realización.

- Cumplimenta una necesidad pedagógica, al resolver metodológicamente una guía para realizar el examen físico del paciente.

- Desde el punto de vista económico es muy solvente. Requiere de poco tiempo para ser interpretado y aplicado; de otra manera, el material está diseminado en 14 textos, lo que hace agotador la búsqueda de los temas a examinar.

REFERENCIAS BIBLIOGRÁFICAS

1. Castro Torres AM, Casas Vaquero H, Calzado Serrano LI, Olivera Suárez M, Pérez LLauger S, Hernández Hechevarría FN. Manual de procedimientos de enfermería. 1ra ed. Ciudad de La Habana: Editorial Ciencias Médicas 2002. Reimpresión 2015. p. 284

2. Bello Fernández NL. Fundamentos de Enfermería parte I. Ciudad de La Habana: Editorial Ciencias Médicas 2006; Reimpresión 2007

3. Medline Plus [Internet]. Bethesda (MD): U.S. National Library of Medicine; c2009. Examen Físico; 2019 Jul 02 [Citado 2021 Ene 16]; disponible en: https://medlineplus.gov/spanish/ency/article/002274.htm

4. Goldsack M. Examen físico del adulto: Clase, ayudantía de Fundamentos de Enf/OBSC. Carrera y año Obstetricia. Canal de YouTube. Watch 29 julio 2019 [Citado 2021 Ene 18]; disponible en: https://www.youtube.com/watch?v=5uCFBKAI3dE

5. Rojas J. Examen físico: inspección, palpación, percusión, auscultación. La escuelita Médica. Publicado 11 Sep 2018. [Citado 2021 Ene 18]; disponible en: https://escuelitamedica.com/2018/09/11/examen-fisico-inspeccion-palpacion-percusion-auscultacion/

6. Examen físico en Enfermería. yoamoenfermeriablog.com. Publicado 12 Feb 2018. [Citado 2021 Ene 18]; disponible en: https:yoamoenfermeriablog.com/2018/02/12/examen-fisico-para-enfermeria/

7. Maestro Saavedra FJ. Taller de exploración Articular y Osteomuscular. Documentos www.1aria.com. [Citado 2021 Ene 27]; disponible en: https://www.google.com/url?sa=t&rct=j&q=&esrc=s&source=web&cd=&cad=rja&uact=8&ved=2ahUKEwjN_MP6n5XwAhXURjABHZKSAa8QFjAAegQIAhAD&url=https%3A%2F%2Fwww.1aria.com%2Fimages%2Fimagenes_subidas%2FTALLERES%2520DE%2520HABILIDADES%2FEXPLORACI%25C3%2593N%2520TALLER%2520DE%2520EXPLOR%2520OSTEOMUSCULAR%2520Y%2520ARTICULAR%2520EN%2520AP%2520TEXTO.pdf&usg=AOvVaw0pEsKiYg5CRSOTe7aT8Xau

8. Universidad Pontificia de Salamanca. Examen físico Enfermería Docsity. www.docsity.com>examen-fisico-enfermeria - Madrid (UPSAM) [Citado 2021 Ene 27]; disponible en: https://www.docsity.com/es/examen-fisico-enfermeria/5649492/

9. Universidad Nacional de Córdoba. Facultad de Ciencias Médicas. Cátedra de Semiología (Medicina 1).Unidad Hospitalaria de Medicina Interna N° 1 Hospital Nacional de Clínicas. Manual de Semiología. GUÍA DE ACTIVIDAD PRÁCTICA Nº 12: SISTEMA OSTEOMIOARTICULAR. (S. O. M. A.) [Citado 2021 Feb 10]; disponible en: http://semiologiahnc.webs.fcm.unc.edu.ar/files/2018/05/2018_AP12_SISTEMA_OSTEOMIOARTICULAR.pdf

10. Garrido M. Historia y examen físico gastroenterología. Abordaje Clínico inicial del Abdomen. 2018

11. Infomed. Red de salud de Cuba. EL EXAMEN FÍSICO REGIONAL. LA EXPLORACIÓN DE LA CABEZA, EL CUELLO Y EL TORAX. Aula virtual de salud [Citado 2021 Feb 10]; disponible en: http://aulavirtual.sld.cu/pluginfile.php/88588/mod_folder/content/0/06_guia_ef_regional_cabeza_cuello_torax.pdf?forcedownload=1

12. Albert Cabrera MJ, Hechavarria Toledo S, García López de Villavicencio RA, Rodríguez AL, Rodríguez González AE. Guía básica para la confección de una Historia Clínica. El Examen Físico General. Revista electrónica de Portales Médicos. [Citado 2021 Feb 12]; disponible en: https://www.portalesmedicos.com/publicaciones/articles/799/1/Guia-basica-para-la-confeccion-de-una-Historia-Clinica.-El-Examen-Fisico-General

13. Ferrer Herrera I, Maurenza González G. Manual de Examen Físico. Instituto Superior de Ciencias Médicas "Carlos J. Finlay" Camagüey. 2011. [Citado 2021 Feb 12]; disponible en: https://files.sld.cu/cpicm-cmw/files/2014/01/manual-de-examen-fisico.pdf.

14. Suárez Fuentes R. Manual de Enfermería. Nociones sobre Examen Físico para estudiantes de Licenciatura en Enfermería. 2008. Infomed. Facultad de

Ciencias Médicas General Calixto García. [Citado 2021 Feb 14]; disponible en: http://recursosuvs.sld.cu/index.php?P=DownloadFile&Id=24

15. Universidad Nacional de Mar del Plata Facultad de Ciencias de la Salud y Servicio Social Carrera Lic. en Enfermería Cátedra Enfermería Básica. Módulo Examen Físico. Agosto 2017. [Citado 2021 Feb 14]; disponible en: https://www.mdp.edu.ar/cssalud/deptoenfermeria/bajar.php?archivo=EXAMEN FISICO-2017.pdf.

16. Fernández Durán C, Vico Martínez F, Valles Ugante ML, Martín Garcia ML, Peco Arreguí C, Sanz de Miguel E. Importancia de la exploración física. Caso Clínico Medicina General y de la Familia. Centro de Salud Francia. 2013,2(9) [Citado 2021 Feb 14]; disponible en: http://mgyf.org/wp-content/uploads/2017/revistas_antes/V2N9/V2N9_280_282.pdf

17. Pontificia Universidad Católica de Chile. Escuela de Enfermería. Software Educativo Valoración de Enfermería. Examen Físico del Adulto. [Citado 2021 Feb 14]; disponible en: http://www7.uc.cl/sw_educ/enfermeria/valoracion/adu_examen/index.htm.

18. Gomero G. Guía autoaprendizaje: "examen físico segmentario". Universidad Pedro Valdivia. Facultad de Enfermería. Santiago de Chile [Citado 2021 Feb 26]; disponible en: https://nanopdf.com/download/examen-fisico-segmentario_pdf.

19. Baré GM, Califano JE. Manuales Prácticos de Enfermería (Vol. 4) Examen Físico. Bogota, Colombia: McGraw-Hill Interamericana, 1997.

20. Rodríguez-Rivera L. La ciencia y el arte en el examen físico. Medisur [revista en Internet]. 2010 [citado 2021 Feb 23]; 8(5):[aprox. 2 p.]. Disponible en: http://medisur.sld.cu/index.php/medisur/article/view/1315

21. 21. Trinchet-Soler R, García-Artiles M, López-Masó I, Montero-Roca L. Testículos no descendidos: Posibilidades diagnósticas y terapéuticas. Medisur [revista en Internet]. 2007 [citado 2021 Feb 23]; 3(5):[aprox. 5 p.]. Disponible en: http://medisur.sld.cu/index.php/medisur/article/view/167

22. Roca Goderich R, Moya González N. El Método Clínico. Algunas reflexiones en defensa del examen clínico. Santiago de Cuba: Universidad Médica Santiago de Cuba; 2011. p. 2-12.

23. Fernandes Renata M, Carino AC Costa, Fernandes MI, Tinôco Jéssica Dantas de Sá, Ribeiro Helen Cristiny Teodoro Couto, Lira Ana Luisa Brandão de Carvalho. Teaching cardiovascular physical examination in nursing: clinical simulation. Rev. Bras. Enferm. [Internet]. 2020 [cited 2021 Feb 23] ; 73(6): e20190530. Available from: http://www.scielo.br/scielo.php?script=sci_arttext&pid=S0034-71672020000600178&lng=en. Epub Sep 07, 2020. http://dx.doi.org/10.1590/0034-7167-2019-0530.

24. Pinto S C. Examen Físico. Introducción a la Enfermería Escuela de Enfermería. Universidad del BIO-BIO. Argentina. 2007 [citado 2021 Feb 23]; 3(5):[aprox. 52 Diap.]. Disponible en: https://es.slideshare.net/ceciliapinto/examen-fisico

25. Llanio Navarro R, Perdomo González G. Propedéutica Clínica y Semiología Médica. El Examen Físico y sus Métodos Básicos de Exploración. Ciudad de La Habana: Editorial Ciencias Médicas; 2007

26. Santos Remón D, Carvajal Esperón LO, Fernández Hidalgo ED, Lissabet Vázquez MM, Aguilera Batallan NR. El método clínico y su enseñanza en la práctica asistencial. CCM [Internet]. 2017 [citado 20 Ago 2017];21(1):[aprox. 16 p.]. Disponible en: http://scielo.sld.cu/scielo.php?script=sci_arttext&pid=S1560-43812017000100013&lng=es

27. Espinosa Brito A. La clínica y la Medicina Interna. Rev Cubana Med [Internet]. 2013 [citado 27 Ago 2017];52(3):[aprox. 13 p.]. Disponible en: http://scielo.sld.cu/scielo.php?script=sci_arttext&pid=S0034-75232013000300008&lng=es

28. Rodríguez López AJ, Valdés de la Rosa C, Salellas Brínguez J. La adquisición de habilidades de razonamiento clínico en estudiantes de la carrera de Medicina. Rev Hum Med [Internet]. 2013 [citado 20 Ago 2017];13(1):[aprox. 15

p.]. Disponible en: http://scielo.sld.cu/scielo.php?script=sci_arttext&pid=S1727-81202013000100006&lng=es

29. Pupo Ávila NL, Pérez Perea L, Alfonso García A, Pérez Hoz G, González Varcálcel B. Aspectos favorecedores y retos actuales para la misión de la Universidad de Ciencias Médicas Cubana. Educ Med Super [Internet]. 2013 [citado 24 Ago 2017];27(1):[aprox. 11 p.]. Disponible en: http://scielo.sld.cu/scielo.php?script=sci_arttext&pid=S0864-21412013000100014&lng=es

30. Romeu Escobar MR, Miyar Piega EP. Adquisición de habilidades clínicas en egresados de la primera cohorte de Medicina Integral Comunitaria. EDUMECENTRO [Internet]. 2015 [citado 20 Ago 2017];7(1):[aprox. 18 p.]. Disponible en: http://scielo.sld.cu/scielo.php?script=sci_arttext&pid=S2077-28742015000100005&lng=es

31. Cisnero Álvarez Y, Hernández Castellanos G, Jiménez Leyva M, Hernández Castellanos G. Valoraciones sobre la crisis del método clínico en el nuevo milenio. CCM [Internet]. 2013 [citado 21 Ago 2017];17(1):[aprox. 6 p.]. Disponible en: http://scielo.sld.cu/scielo.php?script=sci_arttext&pid=S1560-43812013000100009&lng=es

32. Serra Valdés MÁ, Viera García M. Consideraciones sobre la enseñanza de la Semiología, la Propedéutica y el proceso diagnóstico en la práctica clínica. Educ Med Super [Internet]. 2014 [citado 30 Ago 2017];28(1):[aprox. 11 p.]. Disponible en: http://scielo.sld.cu/scielo.php?script=sci_arttext&pid=S0864-21412014000100017&lng=es

33. Villarroel Salinas JC, Ribeiro Dos Santos Q, Bernal Hinojosa N. Razonamiento clínico: su déficit actual y la importancia del aprendizaje de un método durante la formación de la competencia clínica del futuro médico. Rev Cient Cienc Méd [Internet]. 2014 [citado 27 Ago 2017];17(1):[aprox. 8 p.]. Disponible en: http://www.scielo.org.bo/scielo.php?script=sci_arttext&pid=S1817-74332014000100009&lng=es

34. Moreno Rodríguez MA. Deficiencias en la entrevista médica: Un aspecto del método clínico. Rev Cubana Med [Internet]. 2000 [citado 30 Ago

2017];39(2):[aprox.8p.]. Disponible en: http://bvs.sld.cu/revistas/med/vol39_2_00/med05200.htm

35. Reyes Sanamé FA, Céspedes Cuenca Y, Jiménez Rodríguez K, Fernández Mendoza A, Breff Vera B. Examen clínico: un método diagnóstico con dificultades en estudiantes de tercer año de la carrera de medicina. CCM [Internet]. 2017 [citado 24 Ago 2017];21(3):[aprox. 15 p.]. Disponible en: http://scielo.sld.cu/scielo.php? script=sci_arttext&pid=S1560-43812017000300012&lng=es

36. Salas Perea RS, Díaz Hernández L, Pérez Hoz G. Evaluación y certificación de las competencias laborales en el Sistema Nacional de Salud en Cuba. Educ Med Super [Internet]. 2014 [citado 22 Ago 2017];28(1):[aprox. 14 p.]. Disponible en: http://scieloprueba.sld.cu/scielo.php? script=sci_arttext&pid=S0864-21412014000100007&lng=es

37. Gómez Zayas O, Segredo Pérez AM, Hernández García L. Evaluación de habilidades clínicas en estudiantes del Nuevo Programa de Formación de Médicos. Educ Med Super [Internet]. 2011 [citado 27 Ago 2017];25(4):[aprox. 10 p.]. Disponible en: http://scielo.sld.cu/scielo.php? script=sci_arttext&pid=S0864-21412011000400009&lng=es

38. Uriarte Méndez AE, Pérez Pintado E, Pomares Pérez YM. El razonamiento clínico llevado a la historia clínica. Un punto de vista diferente. Medisur [Internet]. 2015 [citado 18 Ago 2017];13(3):[aprox. 6 p.]. Disponible en: http://scielo.sld.cu/scielo.php? script=sci_arttext&pid=S1727-897X2015000300018

39. Rodríguez López AJ, Valdés de la Rosa C, García Barrios C, Casas Rodríguez L. Habilidades de razonamiento clínico en estudiantes de la carrera de Medicina. Rev Hum Med [Internet]. 2013 [citado 23 Ago 2017];13(2):[aprox. 22 p.]. Disponible en: http://scielo.sld.cu/scielo.php? script=sci_arttext&pid=S1727-81202013000200009&lng=es

40. Salas Perea RS, Salas Mainegra A. La educación en el trabajo y el individuo como principal recurso para el aprendizaje. EDUMECENTRO [Internet]. 2014

[citado 25 ago 2017];6(1):[aprox. 14 p.]. Disponible en: http://scielo.sld.cu/scielo.php?script=sci_arttext&pid=S2077-28742014000100002

41. Salas Perea RS, Aneiros Riba R, Hatim Ricardo A. La evaluación de la competencia clínica de los educandos mediante las inspecciones integrales en la Educación Médica Superior. Educ Med Super [Internet]. 1996 [citado 21 Ago 2017];10(1):[aprox. 6 p.]. Disponible en: http://scielo.sld.cu/scielo.php?script=sci_arttext&pid=S0864-21411996000100003&lng=es

42. Pérez Bada E, Pérez de Alejo Rodríguez M, Lima León CE, Bello Medina B, Cabrera Bermúdez Y. Alternativas metodológicas para perfeccionar la adquisición de habilidades en residentes de Medicina Interna. EDUMECENTRO [Internet]. 2013 [citado 27 Ago 2017];5(1):[aprox. 10 p.]. Disponible en: http://scielo.sld.cu/scielo.php?script=sci_arttext&pid=S2077-28742013000100011&lng=es

43. Vázquez Gómez LA, Rodríguez Calvo M, Arriola Mesa Y, Rodríguez Casas EA. Evaluación de habilidades clínicas en estudiantes de tercer año de Medicina. EDUMECENTRO [Internet]. 2015 [citado 28 Ago 2017];7(3):[aprox. 11 p.]. Disponible en: http://scielo.sld.cu/scielo.php?script=sci_arttext&pid=S2077-28742015000300012&lng=es